名市大ブックス 17

予防医療が紡ぐ幸せな健康未来

~みどり市民病院・みらい光生病院の挑戦

名古屋市立大学 編

はじめに　幸せな健康未来、生き生き100年人生を目指して

名古屋市立大学医学部附属みどり市民病院　病院長
浅野　實樹

「ピンピンポックリ、元気に大往生！」。これは私の母親の数年来の挨拶がわりの言葉です。医学的に大いに矛盾を孕むフレーズですが、「お母さんは平均寿命と健康寿命とを限りなく近づけたいの！」と、私なりの翻訳で親子げんかを避けています。

平均寿命とは「0歳の赤ちゃんが生存すると考えられる平均年数」、健康寿命は「健康上の問題なく日常生活を送ることが可能な期間」のことです。２０００年からスタートした21世紀における国民の健康づくり運動『健康日本21』の第二次（２０１３～２０２３年）のテーマは、健康寿命の延伸と健康格差の縮小でした。令和元年厚労省報告では、平均寿命／健康寿命格差は男性８・７年（81・４／72・７歳）、女性12・１年（87・５／75・４歳）と、多くの方が最晩年の10年前後を何らかの医療や介護を受けながら過ごすことになります。この差は当初よりあまり変わっていないのが現状です。では、健康寿命を決めるものは何でしょうか。老化・生活習慣病・介護の３つが大きな要因として挙げられます。それぞれの関連は深

く、包括的な予防や進行の抑制が健康寿命の延伸に繋がると考えます。では、３つの要因について簡単にご説明いたしましょう。

　老化とは、歳を取ることで身体の構造が弱くなり機能が低下する現象です。身体構造が弱くなるのは、細胞や血管などの作り替えや補強が若い頃の様にスムーズにできなくなるからです。鉄が錆びるのと同じく、体内の細胞や血管の酸化[※1]および終末糖化産物[※2]の蓄積などによる動脈硬化の進行はその原因の一つです。細胞を複製するDNAの損傷や誤った複製による細胞の癌《がん》化、若返りホルモン[※3]など各種ホルモンの分泌減少や免疫力の低下、そして細胞老化シグナル[※4]による細胞死などの慢性炎症も老化の大きな原因です。細胞老化の集積が生物としての個体老化として現れます。年齢と共に食が細くなることは、細胞や臓器の素になるタンパク質の摂取量の減少につながります。体内の抗酸化物質やホルモンなどもタンパク質からできています。材料不足を生じないためにも食事によるタンパク質摂取、90歳でも肉食、というのは理にかなっているわけです。ビタミンCやポリフェノールなどの抗酸化物質を含む食品を積極的に摂取することも良いですね。抗酸化物質を豊富に含む緑茶の消費量日本一の静岡県が、健康寿命トップクラス（２０１０年1位、２０１８年5位）を維持しているのも理解できます。

　生活習慣病は、食事や運動など生活習慣が発症や進行に関与す

※1　酸化
呼吸によって取り込んだ酸素の数％が通常より活動的な活性酸素となって体内の様々な成分と反応する状態で、40歳以降は体内で活性酸素を消去する物質が減少する。

※2　終末糖化産物
血液中の過剰な糖分と体内タンパク質が結合し体温で加熱反応して生成される物質

※3　若返りホルモン
DHEA（デヒドロエピアンドロステロン）のことで男性ホルモンや女性ホルモンの素となり炎症や糖尿病を抑制するが、加齢で減少し70歳では20歳の20％程度となる。

※4　細胞老化シグナル
p53と呼ばれるがん抑制遺伝子で細胞分裂停止や細胞死を誘導し、細胞分裂のたびに短縮するテロメア（染色体の末端構造で一定の長さになるとDNA障害と判断され分裂が停まる）や酸化ストレスなどで活性化される。

る病気です。真っ先に思い浮かぶのが糖尿病。疑わしい人も含めると日本人の6人に1人が罹患しているとも言われます。内臓肥満の状態に高血圧・高血糖・脂質代謝異常が合併して心臓病や脳卒中などの動脈硬化性疾患を生じやすいメタボリック症候群も代表的な病態です。喫煙、飲酒、高塩分食や高脂肪食などの危険因子を運動や睡眠の不足、過剰なストレスが増幅させると考えられています。肺がんや大腸がんなども、喫煙や高脂肪食などの生活習慣が大きく関与しています。糖尿病や高血圧症はアルツハイマー病などの認知症にも関連しています。がん予防には7000歩／日、メタボリック症候群予防には1万歩／日の早歩きが効果があるともいわれています。若返りホルモンもストレスで減少し軽い運動で増加します。まずは食生活や運動による予防、そして診断されたらきちんと治療ですね。

介護が必要となる状態は、老化や加齢に伴う病気からの認知機能や全身機能低下、骨折・転倒です。積極的な老化予防や生活習慣病の治療、筋肉トレーニングや骨粗鬆《しょう》症の抑制などが有用です。そして大切なのが社会参画。センチネリアン（百寿者）と呼ばれる100歳を超えても自立した日常生活を送っている人は、仕事や家事などを通して誰かの為に幸福感の中で主体的に活動しています。105歳でお亡くなりになる直前まで現役医師でいらっしゃった

※5　日野原重明先生
元聖路加国際病院理事長で生活習慣病の提唱者、1970年よど号ハイジャック事件では4日間人質として拘束、1995年地下鉄サリン事件では陣頭指揮者として被害者治療にあたった。

日野原重明先生[※5]をご存知でしょうか。先生が90歳の頃から懇意にさせて頂きましたが、「他者のために尽くすことは人間の本質的な幸せであり、その幸せが健康を創る」というまさしくモデルでいらっしゃいました。

『幸せな健康未来、あなたへ』、これは昨年から地域密着型大学病院として再生スタートした私達みどり市民病院が皆さんと交わしている約束です。また、みらい光生病院の理念は『健康長寿日本一の名古屋をつくる』。今回の名市大ブックスは、健康寿命延伸を目標とする二病院の専門医に加え日本の老化研究の第一人者である東京大学医科学研究所所長 中西真先生にもご執筆頂いております。ご一読後には、幸せな健康未来を手に入れるヒントを見つけて頂けるのではないでしょうか。そして、ぜひとも生き生き100年人生をご自分のものとしてくだされば幸いです。

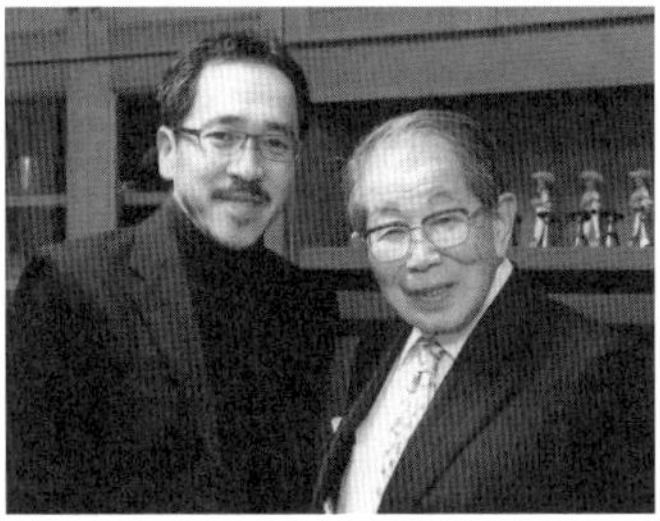

日野原重明先生（右）と筆者
2008年ご来名時、拙宅にて

目次
Contents

消化器疾患の治療と予防ガイド

医学研究科消化器・代謝内科学　みどり市民病院　教授
内藤 格

私は、主に内視鏡を用いた消化器疾患に対する診療を、みどり市民病院消化器内科で行っています。ここでは、体の中における消化器の役割、そして日常の診療においてよくみられる消化器疾患の症状、内視鏡を中心とした診断と治療、そして予防について解説します。

体の中における消化器の役割

消化器とは、食道、胃、十二指腸、小腸、大腸などの消化管や、胆嚢《たんのう》、胆管などの胆道、肝臓、膵臓《すいぞう》などの臓器のことを言います。消化管は食べ物の通り道で、口から入ると、食道、胃、十二指腸、小腸、大腸を通り、肛門から便として出ていきます。消化管の役割は、〝消化〟と〝吸収〟であり、食べ物を吸収しやすい大きさに〝消化〟し、体に必要な栄養分を〝吸収〟することです。

肝臓は右上腹部にある体の中で最も大きな臓器です。肝臓の役割は、体に必要

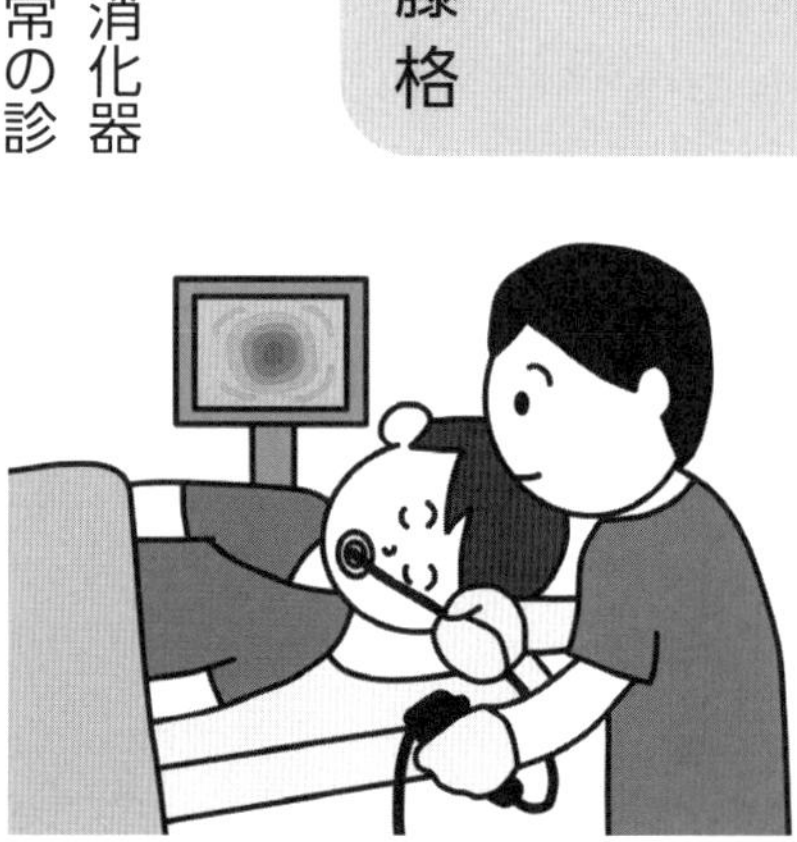

な蛋白や栄養素の合成・貯蔵、有害な物質の分解・解毒、消化に必要な胆汁の合成・分泌です。肝臓は再生する能力が高いことから、症状が出にくく、「沈黙の臓器」とも呼ばれます。

胆道は胆嚢と胆管からなる胆汁の通り道であり、肝臓と同様、右上腹部に位置します（図1）。肝臓で作られた胆汁は、胆嚢の中で一時的に貯められます。食事をとると胆嚢が収縮し、胆嚢内の胆汁が胆管から十二指腸内に送り出され、脂肪の消化を行います。

膵臓は胃の後ろにある臓器で、消化酵素である膵液を作り、十二指腸に流し出します（図1）。また、血糖値を調整するホルモンを作る大切な役割もあります。

これらの臓器に関連した病気を消化器疾患と呼び、さまざまな種類の疾患があります。胃カメラ、大腸カメラなどの内視鏡検査は、消化管の内側からの観察や処置ができるため、消化器疾患の診断・治療において、非常に重要な役割を果たします。

図表1　胆道、膵臓の解剖

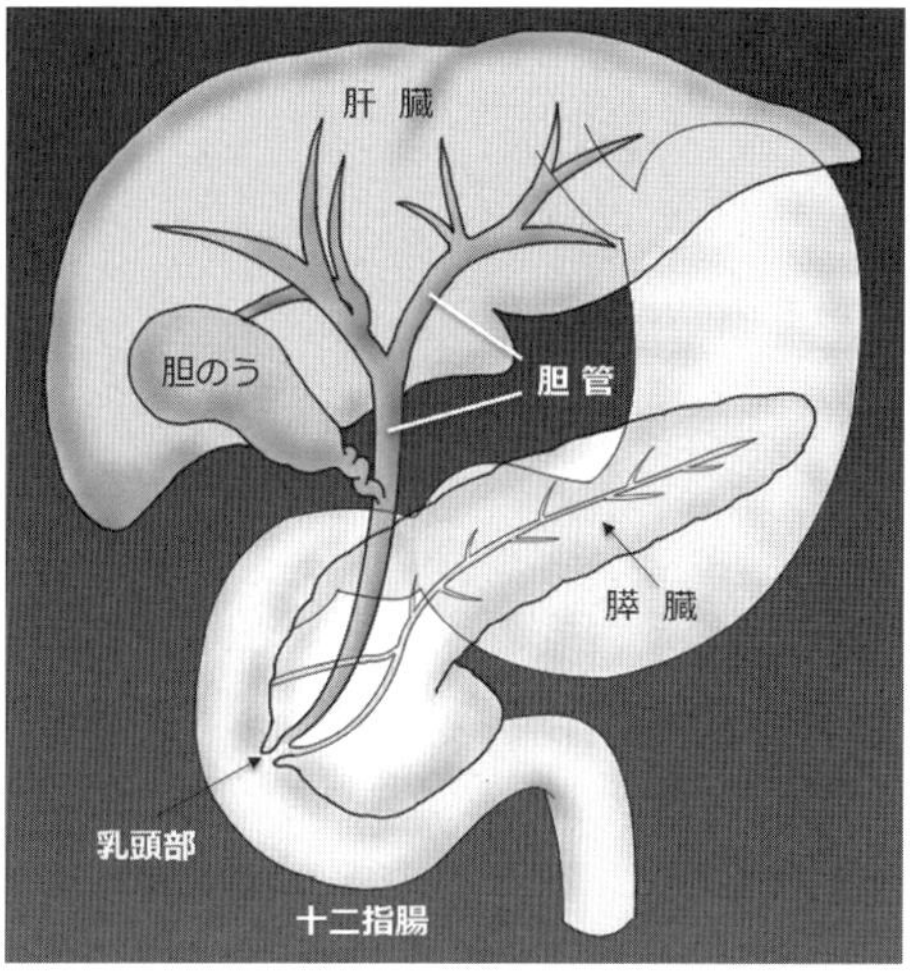

（日本胆道学会ホームページより）

日常生活の改善が有効な胃食道逆流症

胃食道逆流症は、胃酸が食道へ逆流することにより、胸やけ、呑酸《どんさん》（酸っぱい液体が上がってくる感じ）、のどの違和感、咳の持続などの症状をきたします。

最近では患者さんの数が増えて、成人の10～20%にみられます。食生活の欧米化や、胃の動きの低下、胃と食道のつなぎ目が胸の方にせり上がる食道裂孔《れっこう》ヘルニア（図2）により、胃酸が食道へ逆流し、食道が胃酸にさらされることが原因とされています。

診断は、症状と内視鏡検査により行われます。内視鏡検査は必須ではありませんが、食道がんや消化性潰瘍などとの鑑別のために、なるべく受けることをお勧めします。最近は、鼻から細い内視鏡を挿入する経鼻内視鏡も行われ、患者さんの負担は軽くなってきています。また、どうしても内視鏡が苦手な場合は、鎮静剤を用いて、うとうとした状態で行う方法もありますので、ご相談ください。

治療としては、胃酸の分泌を抑える薬が有効であり、4～8週間の内服で多くの患者さんの症状は改善します。生活面では肥満や喫煙、食事面では食べ過ぎ、就寝前の食事、高脂肪食などを避けた方が良いとされていますが、なかでも肥満の改善と上半身をやや高くして寝ることが効果的とされています。

ピロリ菌や痛み止めと関連する消化性潰瘍《かいよう》

消化性潰瘍は、胃酸や消化酵素などが胃や十二指腸の粘膜や壁を深く傷つけてしまう疾患です。主な原因は、ピロリ菌の感染や、痛み止めなどの薬剤です。最近では、ピロリ菌感染者の減少により消化性潰瘍全体の患者さんは減少していますが、反対に薬剤が原因となる割合は増加しています。

図表2　食道裂孔ヘルニア

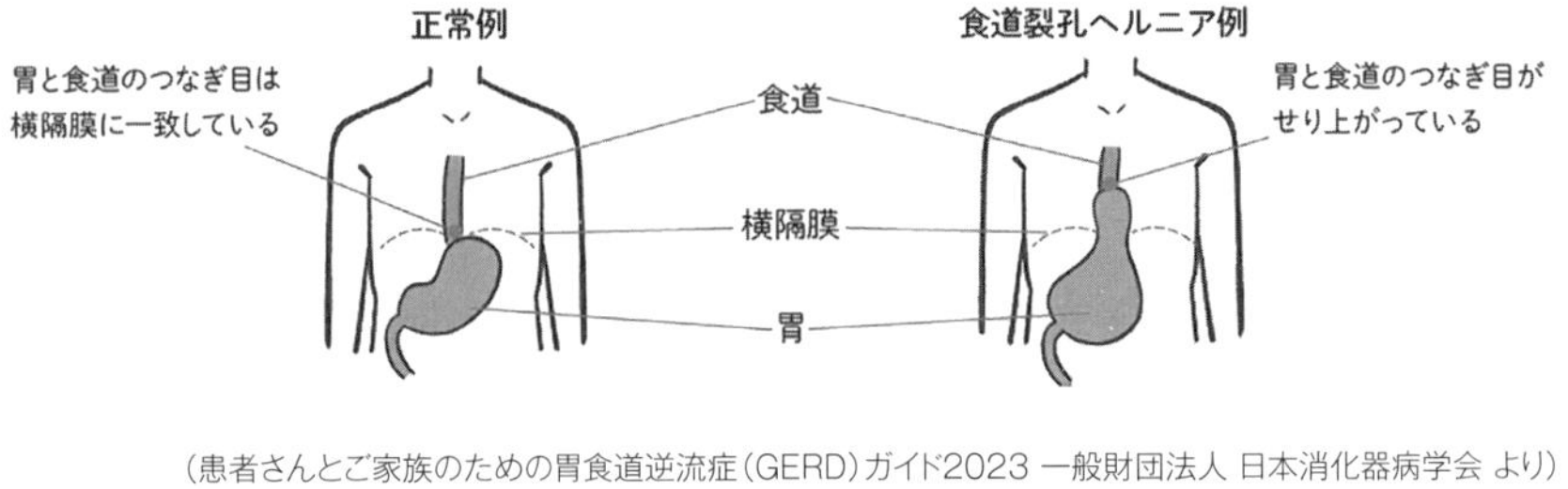

（患者さんとご家族のための胃食道逆流症（GERD）ガイド2023　一般財団法人 日本消化器病学会 より）

症状としては、みぞおちの痛みや嘔気《おうき》・嘔吐があげられます。胃潰瘍では食後に、十二指腸潰瘍では空腹時に痛みを感じることが多いとされます。潰瘍から出血をきたすと、血を吐いたり（吐血）、黒い便（黒色便）が出て、貧血がみられることもあるため、内視鏡を用いて、出血を止める処置が必要となります。また、潰瘍による傷が深くなり、胃や十二指腸の壁に穴があき（穿孔《せんこう》）、腹膜炎になると、外科手術を行います。消化性潰瘍による出血や穿孔により命に関わる場合もあるため、注意が必要です。

診断には内視鏡検査が有用です。内視鏡検査時には、組織を採取して、顕微鏡による病理診断を行い、胃がんでないことの確認をする必要があります。

治療としては、胃酸の分泌を抑える薬が有効であり、6～8週間の内服で潰瘍は治ります。また、喫煙、過度の飲酒、睡眠不足、強いストレスなどは消化性潰瘍が悪化する原因とされていますので、これらを避ける生活習慣が大切です。ピロリ菌の感染は、消化性潰瘍の再発や胃がんの発生につながりますので、除菌治療をお勧めします。

ピロリ菌と関連する胃がん

胃がんは胃の内側の粘膜にできたがん細胞が、進行とともに、腫瘤《しゅりゅう》（かたまり）や潰瘍を形成し、胃の内外側に発育していきます。症状としては、上腹部の痛み、胸やけ、嘔気・嘔吐、食欲不振、体重減少などがあります。消化性潰瘍と同様に、吐血、黒色便、貧血をきたすこともあります。２０２１年のがん死亡数では男性3位、女性5位、全体で3位の疾患です(図3)。胃がんの原因としては、慢性胃炎が重要です。慢性胃炎の原因としては消化性潰瘍と同様に、ピロリ菌感染によるものが多いため、ピロリ菌感染時には、除菌治療が勧められます。また、喫煙や塩分の摂取も、胃がんの発生を高めるとされています。

診断には内視鏡検査が必要であり、がんの範囲と深さを調べ、組織を採取して、胃がんと病理診断を行う必要があります。また、ＣＴやＭＲＩにより、胃の周囲の臓器への広がりやリンパ節、胃から離れた臓器への転移を調べます。

治療としては、がんが胃の粘膜の中にとどまっている場合には、胃の内側からがんを切除する内視鏡治療が行われます。以前は、切除できる大きさに限界がありましたが、近年では内視鏡的粘膜下層剥離《はくり》術という新しい方法により、大きな病変でもひとかたまりで切除できるようになっています。内視鏡治療は外科手術と比べると、がんの切除後も胃が残るため、体に対する負担が少なく、食生活への影響が少ない治療法になりますが、内視鏡治療を行うには、早期での発見が必要です。内視鏡治療が難しい場合には、外科手術、抗がん剤を用いた薬物療法が行われます。

胃がんの原因となるピロリ菌の感染率が激減したこともあり、20歳代から40歳代の胃がんはかなり減少しています。胃がん検診は50歳から2年に1回、受けられますので、早期発見のためには、定期的な受診をお勧めします。

図表3　がん死亡数の順位(2021年)

	1位	2位	3位	4位	5位
全体	肺	大腸	胃	膵臓	肝臓
男性	肺	大腸	胃	膵臓	肝臓
女性	大腸	肺	膵臓	乳房	胃

(人口動態統計がん死亡データより)

食生活の欧米化に伴い増加する大腸がん

大腸がんは大腸の粘膜にできるがんで、腺腫《せんしゅ》という良性のポリープががん化するものと、正常な粘膜から直接発生するものがあり、大腸がんの多くは腺腫が原因とされています。大腸ができやすい部位は、肛門に近いS状結腸と直腸です。

症状としては便に血が混じる血便があります。がんが進行すると大腸が狭くなり、便秘や下痢などの症状が出現し、腸閉塞《へいそく》をきたすと腹痛、嘔吐などの症状が現れます。2021年のがん死亡数では男性2位、女性1位、全体で2位の疾患です(図3)。食生活の欧米化に伴い大腸がんは増加しています。

診断には肛門から挿入して、大腸全体を観察する内視鏡検査が有用です。色素を病変に散布して内視鏡で観察する色素内視鏡検査や、表面の構造がわかりやすくなる特殊な光を用いた内視鏡で病変を拡大して観察する拡大内視鏡検査などの精密検査により、良悪性の鑑別やがんの深さを調べます。また、CTやMRIにより、周りの臓器への広がりやリンパ節、大腸から離れた臓器への転移を調べます。

治療としては内視鏡治療が可能な大腸がんや大腸ポリープは内視鏡的切除を行います。内視鏡的切除が難しい場合には、外科手術や抗がん剤を用いた薬物療法を行います。

大腸がんの危険因子としては、年齢（50歳以上）、大腸がんの家族歴、過量の飲酒が重要とされています。また、肉の摂取および高度の肥満、喫煙なども危険因子とされています。大腸がんの予防としては、運動、食物繊維やカルシウムの摂取が効果的とされています。大腸ポリープを内視鏡的に切除することで大腸がんの予防になることも報告されています。一般的に内視鏡的治療の適応となるポリープは大きさが６㎜以上の良性のポリープであり、５㎜以下の良性ポリープの場合は経過観察も可能です。

大腸がん検診としては、40歳以上に対して、１年に１回、２日分の便を採取する便潜血検査が行われています。便潜血検査により、進行がんの90％以上、早期がんの約50％、腺腫などのポリープの約30％を見つけることができると報告されていることから、大腸がん検診を受けることをお勧めします。

小さなサイズでの発見が重要な膵がん

膵がんは、小さなサイズから膵臓の周りのリンパ節や肝臓に転移しやすく、おなかの中にがん細胞が広がることもあります。小さなサイズでは症状が出にくく、早期の発見は難しいとされています。がんの進行に伴い、腹痛や背中の痛み、食欲不振、黄疸、体重減少が出現し、糖尿病の発症や悪化により発見されることもあります。２０２１年のがん死亡数では男性４位、女性３位、全体で４位の疾患です（図３）。２０２０年の膵がんの５年生存率は９・９％と低く、難治性のがんとされています。しかしながら、大きさ別での5年生存率は10㎜未満で80%であることから、小さなサイズで見つかると比較的、治りやすいとされています。

膵がんの危険因子としては、膵がんの家族歴、糖尿病、肥満、喫煙、過度の飲酒、膵のう胞が報告されています。診断には、腫瘍マーカー、腹部エコー、CT、MRIが用いられます。内視鏡の先端に超音波が付いている超音波内視鏡は、胃あるいは十二指腸から膵臓を詳細に観察できるため、小さな膵がんの診断に有用です。また、超音波内視鏡は、膵臓から組織を採取し、病理診断ができるため、膵がんの診断には不可欠な検査法です。

治療法としては、膵がんに対する内視鏡的切除は行われておらず、外科手術、抗がん剤による薬物療法や放射線療法を組み合わせた治療が行われます。現状では、膵がんと診断され、外科手術が可能な患者さんは15~20%に過ぎません。

膵がんの予防としては、特に男性において、禁煙が有効です。膵がんについては、現在、指針として定められている検診はありませんが、先述した危険因子を持ち、症状がある場合は、医療機関を早めに受診することをお勧めします。

このように消化器疾患には様々な病気がありますが、早期発見により、薬や内視鏡を用いた負担の少ない治療が可能になります。そのためには、病気の症状や予防の仕方を知っておくことや、検診も重要です。この一文が読者の健康の一助になることを願っていますし、普段の診療で、皆様が健康に生活を送っていただくためのお手伝いができればと考えています。

肺の病気にフレイル対策
～運動・栄養・社会参加が3本柱

医学研究科呼吸器・免疫アレルギー内科学　みどり市民病院　准教授
大久保 仁嗣

歩いているだけで息切れを感じることはありますか？　その息切れ、年(歳)のせいと諦めていませんか？　すぐに息切れを感じる場合は、肺の病気により呼吸機能がおち、フレイルという危険な状態になっている可能性があります。ここでは肺の病気とフレイルについてのお話をします。

息切れの原因※1　多くは間質性肺疾患とCOPD《シーオーピーディー》

間質性肺疾患という病気は肺が固く小さくなり、年々肺活量が落ちていく病気です。ときに急速に悪化することもあります。一方、ＣＯＰＤ（慢性閉塞性肺疾患）は90％以上で喫煙歴があり肺のタバコ病ともいわれています。肺がこわれ空気の通り道が狭くなります。

間質性肺疾患とＣＯＰＤはゆっくりと病気が進むことが多く、息切れ症状を持つ人が多いです。息切れが悪化し平坦な道で１００メートル歩けないくらいにな

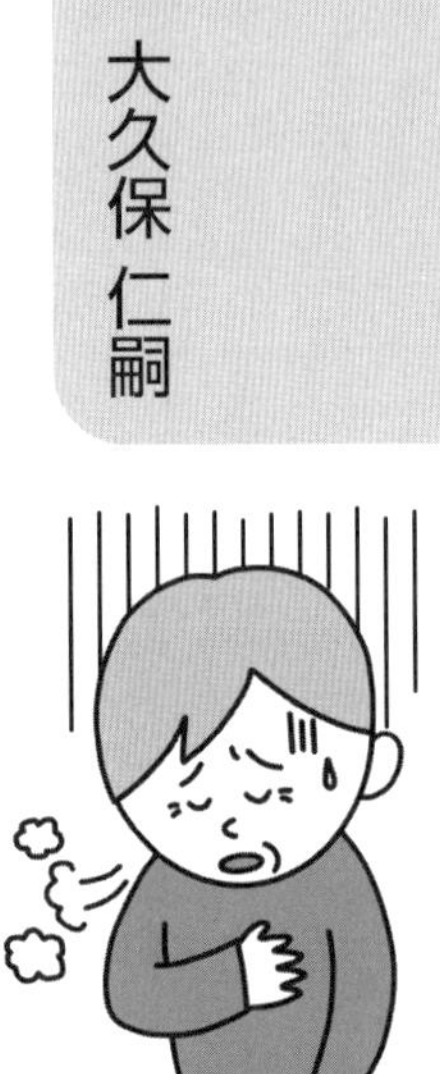

※1 息切れの原因
息切れの原因には、間質性肺疾患、ＣＯＰＤが多いですがそれ以外の病気のこともあります。例えば心臓の動きが悪くなる心不全や、血液中の赤血球が減少する貧血などでも息切れが生じます。息切れがあったら、内科を受診して正しく診断をしてもらうことが大切です。

ると、在宅酸素療法（自宅で酸素を吸う治療）をはじめます。２０２３年の日本呼吸器学会の調査では、在宅酸素療法の患者数は間質性肺疾患とＣＯＰＤで同率1位でした。

厚生労働省の報告によれば２０２０年の日本人の死因の12位は間質性肺疾患であり、15位はＣＯＰＤです。間質性肺疾患では1年で1万9千２２０人が死亡しており、ＣＯＰＤでは1年で1万6千１２５人が死亡しています。肺の病気に絞ってみますと、死因の1位は肺炎・誤嚥性肺炎で、2位は肺癌であり、3位が間質性肺疾患、4位がＣＯＰＤ、6位が喘息です（図表1）。

フレイルで悪化する息切れの症状

厚生労働省の報告では、フレイルは「加齢とともに心身の活力（運動能力や認知機能等）が低下し、複数の慢性疾患の併存などの影響もあり、生活機能が障害され、心身の脆弱性が出現した状態である。一方で適切な介入・支援により、生活機能の維持向上が可能な状態である」とされています。簡単に言うと「健康な状態と要介護状態の中間」がフレイルであり、適切な対応により改善しうる状態です（図表2）。

日本における65歳以上の一般住民におけるフレイルの頻度は、7～11％と報告されています。それに対して間質性肺疾患の方やＣＯＰＤの方のフレイルは、40％程度かそれ以上と報告されています。つまり間質性肺疾患、ＣＯＰＤの人で

図表1　日本人の肺の病気での死因

順位	分類	総数（人）
1	肺炎・誤嚥性肺炎	121,196
2	肺癌	75,585
3	間質性肺疾患	19,220
4	COPD	16,125
5	その他の呼吸器系の疾患	13,833
6	喘息	1,158

［厚生労働省 令和2年（2020）人口動態統計より著者作成］

図表2　フレイルの進行

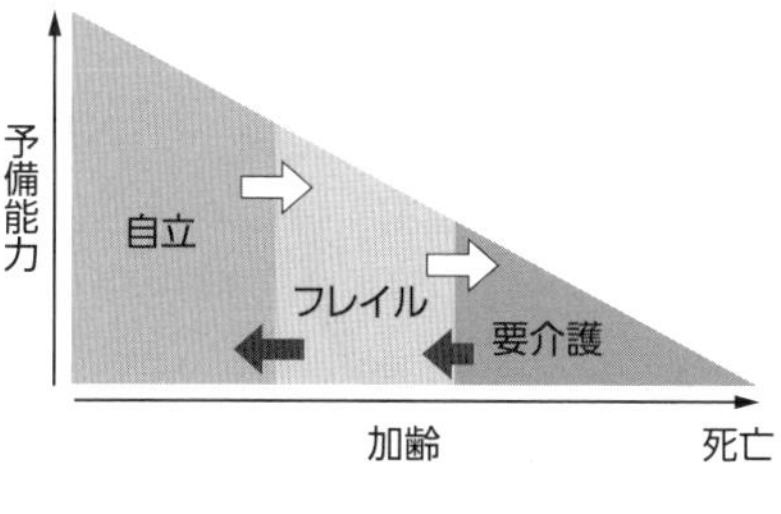

は、フレイルの頻度が一般住民の約4倍以上に多いということになります。
間質性肺疾患においてもCOPDにおいてもフレイルの状態になると、息切れが悪化します。その理由に関しては、以下のためと考えられます。息切れがあると、苦しいため身体活動すなわち歩行したりする運動が減ります。身体活動が減ると筋肉が減少し持久力が低下します。この筋肉減少、持久力の低下はフレイルを悪化させると同時に息切れをひどくします(図表3)。この負のスパイラルのため、間質性肺疾患、COPDの方ではフレイルが増加するわけです。

フレイルの診断法

フレイルの日本人向けの診断基準を紹介します。体重減少、筋力低下、疲労感、歩行速度低下、身体活動低下の5項目を診断項目とします。そのうち3項目以上に当てはまる人はフレイルと診断されます。各々をもう少し説明すると、体重減少ではダイエットをしないのに、年間で4・5~5・0kg体重が減少します。筋力低下は握力が男性で26kg未満、女性では18kg未満です。一般に握力が18kg未満になると、ペットボトルの蓋をあけるのが大変です。疲労感は何をするのも面倒だと感じる日が週3~4日あると該当します。歩行速度は10メートルを通常に歩行するのに10秒以上かかってしまうと異常です。この歩行速度では青信号で横断歩道を渡り始めても間に合いません。身体活動は定期的に運動・体操をしていないことをさします。

図表3　息切れの負のスパイラル

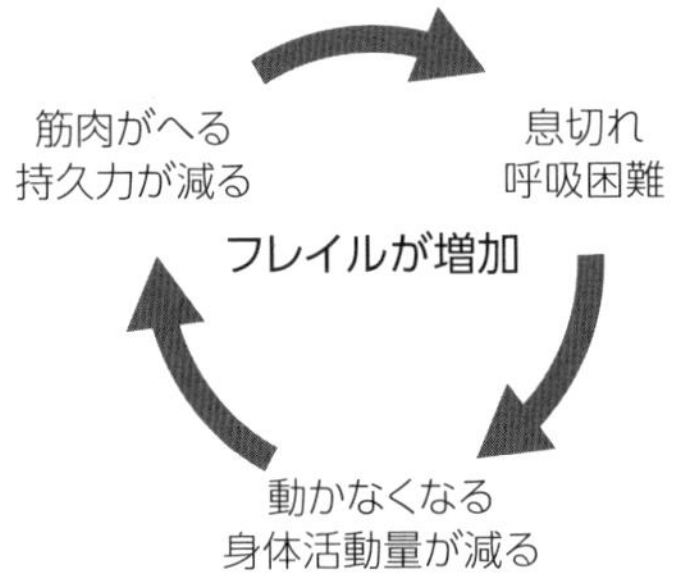

フレイルになってはいけない理由

特に肺の病気の人は息切れのため、健康な頃に比べると運動量はどうしても落ちてしまいます。落ち込んだ状態をそのままにしておくと、本格的な要介護状態に移行するリスクが高まるのです。フレイルになると、死亡率が上昇することも知られています。

健康な人であれば数日で治るような風邪も、フレイルの人ではなかなか治りません。そのまま風邪をこじらせて肺炎を発症する、体が思うように動かずベッドから転落して骨折するなど、状況をより悪化させるケースも多いです。フレイルの人が大病や骨折をすると、そのまま寝たきり状態になりやすいです。また、入院したときに、生活環境の変化に対応できず、自分の感情をコントロールできなくなる人もいます。

このような事態を避けるにはフレイルであることに気づき、早い段階から対応することが大切です。フレイルはそこから回復・改善できる状態なので、早めに対策をすれば、要介護状態に陥るリスクを減らすことができます。

フレイルの予防と治療　運動療法と食事療法

肺の病気を持つ人のフレイル対策は、まずは運動療法です。たとえ高齢者であっても、運動療法を適切に行えば筋力を増加させることができます。フレイルに対しては筋肉トレーニングなどの無酸素運動と、ウォーキングやエアロバイクなどの有酸素運動の両方が必要です。筋肉トレーニングはジムに行くのでも良いですが、自宅でスクワット、腹筋、腕立て伏せ（大変な人は足をついての腕立て伏せ）でも十分です。ベッドの上で足を動かす運動や、椅子に座って立ち上がる動作を繰り返すことも、筋力の向上につながります。やり方がわからない人は、1週間程度の入院で運動療法を覚えるのも手です。有酸素運動に関しては、ウォーキングが最も取り組みやすくオススメです。1日5千歩以上歩くようにすると良いですが、息切れ症状が強い人はもっと少しのウォーキングからで結構です。ジムに通ってエアロバイクを行うことも有効でしょう。またラジオ体操、太極拳なども効果的です。

呼吸筋をトレーニングする機器もあり、息切れの改善、誤嚥性肺炎の予防に有用です。これらの機器は1つあたり1万円弱の価格で購入可能です。ご希望の方は私のところにぜひ相談にきてください。

次に重要であるのは食事療法です。フレイル予防・治療においては、栄養バランスのとれた食事が大切です。低栄養状態になる要因として、加齢に伴う食欲の低下、義歯が合わないなどの口腔の問題などがあげられます。自分がどのような食材をどの程度取るべきか、意識することも大切です。例えば、筋肉の元となるたんぱく質であれば、性別に関係なく、体重1kgあたり1gのたんぱく質を日々の食事で摂取するのが望ましいです。たとえて言うなら、朝食に牛乳コップ1杯を必ず足して、夕食に豆腐を1／3丁加えるといったイメージです。たんぱく質が豊富に含まれている食品には、肉、魚、豆腐、乳製品などがあります。詳しく知りたい方は病院で栄養指導を受けるのもよいでしょう。

社会参加の機会を増やして、人生を楽しもう

フレイルを予防あるいは克服するためには、社会的な孤立や意欲低下を防ぐことも必要となります。高齢になると若い頃よりも物事に取り組む意欲が低下し、人と接するのが面倒になる人も少なくありません。しかし、社会との接点が減ると、家に閉じこもりがちになって人と話す機会が減り、場合によってはうつ傾向が出ることもあります。

楽しみや生きがいがある人は要介護になりにくく、長生きできると知られています。実際、フレイルの高齢者では「やりたいことがない・わからない」人が多いです。研究では、ウェルビーイング※2が低下するとフレイルになりやすく、フレイルになるとウェルビーイングが低下するという双方向性が示されています。

人生を楽しむことが重要です。家族や友人との食事会、コンサートや美術館、スポーツ観戦、旅行に出かけるなどもいいでしょう。ほかにも介護予防教室などの地域の集まり、趣味の会などに参加するなど、何でも構いません。楽しむことで精神的健康につながり、外出することで活動量が確保でき、いつもと違う日を過ごすことで刺激を得られます。特に、アクティブでない人は、アクティブに誘っ

※2　ウェルビーイング
厚生労働省は「ウェルビーイングとは、個人の権利や自己実現が保障され、身体的、精神的、社会的に良好な状態にあることを意味する概念」と定義しています。幸福度・満足度として使われることもあります。

てくれる仲間を作ることも効果的です。

肺の病気および持病のコントロール

間質性肺疾患、ＣＯＰＤの人は、フレイルの頻度が高いということを説明しました。間質性肺疾患は、抗線維化薬、ステロイド、免疫抑制薬などが内服の治療薬であり、主治医の先生と相談しながら最善の治療を受けることが大切です。抗線維化薬には食欲不振の副作用がありフレイルを悪化させる可能性もあるので、栄養士さんと食生活を相談することが大切です。ＣＯＰＤでは長時間作用型のβ２刺激薬の吸入、長時間作用型の抗コリン薬の吸入で治療します。ＣＯＰＤに喘息の要素を持つ方は吸入ステロイドが有効です。これらの薬は合剤として一つにまとめられた吸入薬となっていることが多いです。吸入の仕方が正しくないと効果が得られにくいので、医師や薬局の薬剤師とよく相談することが大切です。

糖尿病や高血圧などの生活習慣病や、腎臓病、心臓病などの慢性疾患があるときは、これらの持病をコントロールすることが重要です。主治医の先生と相談し、安全に運動ができるという医師の許可を得たうえで、フレイル対策に取り組みましょう。

フレイルでは免疫力が低下しているケースが多いので、肺炎やインフルエンザなどの感染症を発症しやすいと言われています。主治医と相談し、ワクチンの接種を検討するのもひとつの方法です。

さあ、はじめましょう！

超高齢社会であるわが国にとってフレイル対策は喫緊の課題です。フレイル対策は、「SDGs[※3]目標3：すべての人に健康と福祉を」にもつながります。特に肺の病気の人ではフレイルの有病率が高いです。すぐに息切れを感じる場合は、肺の病気により呼吸機能がおち、フレイルという危険な状態になっている可能性があります。まずは肺の病気とフレイルについて知り、なるべく早い時期から予防あるいは克服していくことが大切です。フレイルの予防と克服策は、運動・栄養・社会参加が3本柱です。

※3 SDGs
SDGsとは持続可能な開発目標のことであり、「Sustainable Development Goals」の略。2015年9月、ニューヨークの国連本部で「国連持続可能な開発サミット」が開催されたときにできた用語です。2030年までの15年間で世界が達成すべきゴールを表したものです。

膝の機能回復と痛みの治療

医学研究科整形外科学　みどり市民病院　准教授
小林 真

この章では膝を専門としてきた私の経験から、お薦めする自分の膝との付き合い方を紹介します。

団塊の世代が後期高齢者となり、日本は今、超高齢社会を迎えています。仕事や子育てが一段落し、自分の楽しみに時間を費やせるようになってきたところで、あなたの体はやりたいことができる状態でしょうか。年齢とともに体のあちこちに不調が起こり、膝の痛みを抱えている方も多いかと思います。痛みがあっては十分に楽しむことができません。ぜひ自分の体をよく知ってメンテナンスすることで、上手に付き合っていきたいものです。

膝《ひざ》関《かん》節《せつ》の構造を知っておこう

膝関節がどんな構造をしているかを簡単に説明します。関節とは骨と骨を繋いでいて動く部分を指します。骨どうしを靭帯《じんたい》と呼ばれる「ひも」が結びつけて安

図表1　左膝関節を正面から見たところ

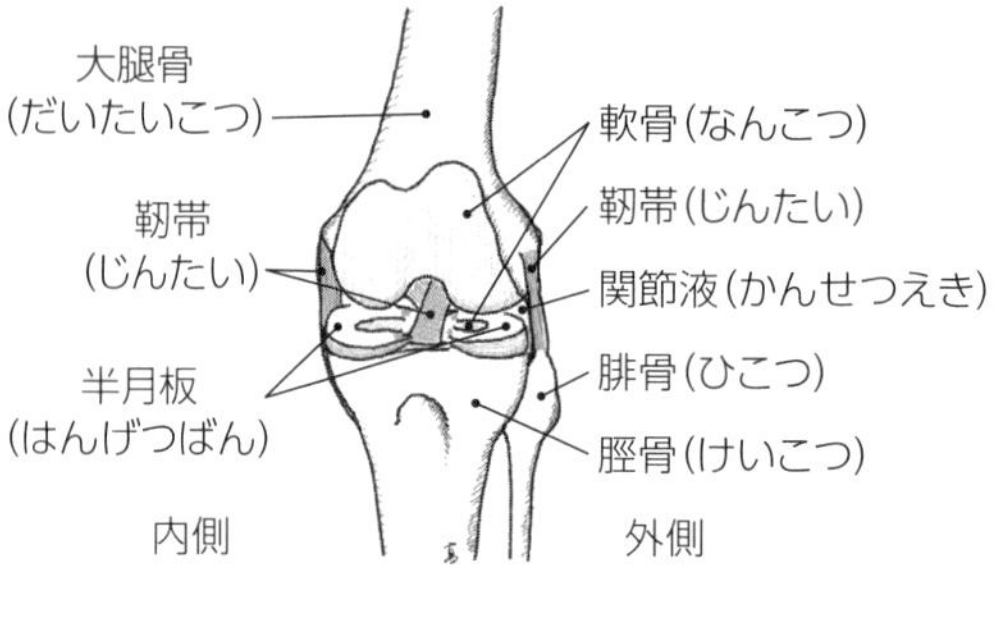

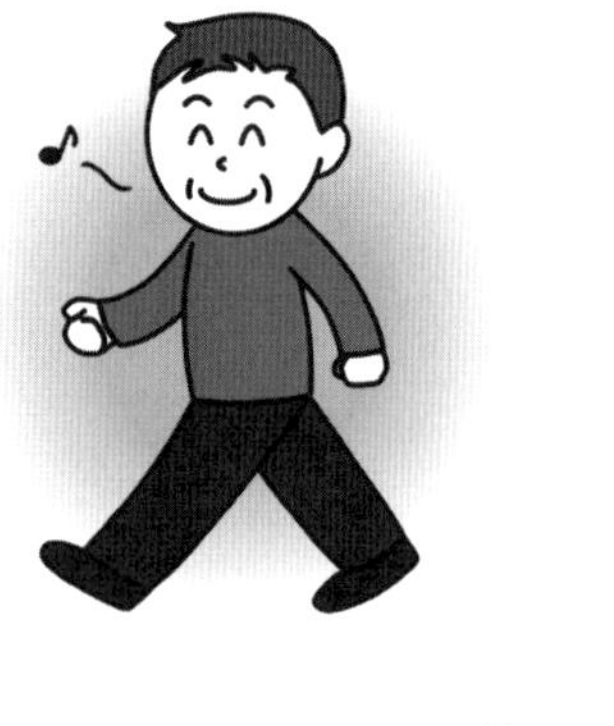

定性を保っています。またスムーズに動くために、骨の表面にはつるつるした軟《なん》骨《こつ》がついており、摩擦を小さくしています。そして、その軟骨は半月板《はんげつばん》と呼ばれる三日月のような形をしたクッションによって守られています。ちょうどドーナツ型クッションにボールを乗せたようなイメージです。この全てが関節包《かんせつほう》という袋の中に入っているのです。その袋の中には、関節液《かんせつえき》という透き通った黄色の液体が少しだけ入っています。この関節液は関節の中の軟骨に栄養を送ったり、摩擦を小さくしたりする役割をもっています（図1）。

この関節を筋肉《きんにく》の力で動かすのです。太ももの前側の筋肉は、膝を伸ばす最も重要な筋肉です。筋肉が縮む力を膝蓋骨《しつがいこつ》（いわゆる膝のお皿の骨）を支点に向きを変えることにより、膝を伸ばす力にするのです。逆に太ももの裏やふくらはぎの筋肉は、膝を曲げる働きをしています（図2）。

膝を健康に保つための要素

膝を健康に保つためには何が大切なのでしょう。同じ年齢なのに膝の痛みが強い人、全く痛くない人がいるのはなぜでしょう。一つの大きな要因はO脚《オーきゃく》、X脚《エックスきゃく》などの、生まれながらに持っている下肢《かし》のアライメント（並び）です。下肢がまっすぐな人に比べ、O脚の人は膝の内側にかかる負担が力学的に大きくなるのです。逆にX脚では膝の外側に負担がかかってしまいます。日本人はO脚の人の割合が圧倒的に多く、そのため膝の内側の変形、すなわち内側型の変形性関節症を起こ

図表2　膝を横から見たところ

ふともも前面の筋肉は膝を伸ばす働きをし、裏側、ふくらはぎの筋肉は膝を曲げる働きをしている。
膝蓋骨は力の方向を変える役割を担う。

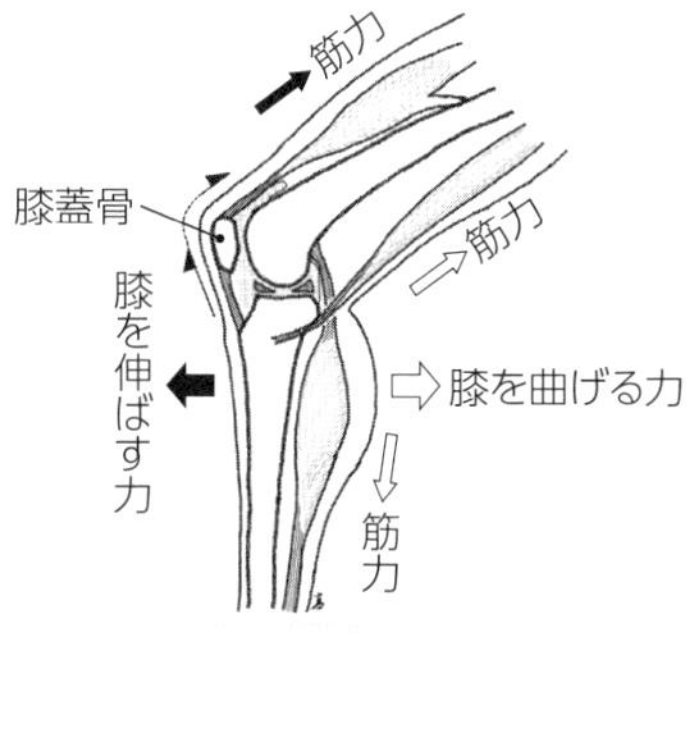

しやすくなっています（図3）。

このアライメントの異常に加えて、体重の増加や、負担をかける動作がたびたび重なると負担の集中する部位に変形が起こってしまいます。さらに、老化や怪我によって半月板や靭帯を痛めてしまっている場合には、この負担がうんと大きくなってしまいます。また、関節を動かす筋力の低下も、負担を増加させると言われています。一方で、巷で流行っている軟骨成分を含むサプリメントなどは胃の中で分解されてしまいますので、そのまま膝に届くことはありません。残念ながら楽をして膝を健康に保つ方法は、今のところ見つかっていません。

では、どうすれば膝の健康を維持できるのか？　一番大切な事はやはり、自己管理です。運動の時間が減っていませんか？　体重がどんどん増えていませんか？　つらいことですが、適度な運動と体型の管理が一番大切なのです。

また、ご自身の靴を見てみてください。底のすり減った古い靴を履いていませんか？　歩き方、脚の形（O脚、X脚）によって靴底のすり減り方は人それぞれです。履き慣れた靴は履き心地がよくなる一方、靴底がすり減った状態では真っ直ぐに立てず、自分の癖が強く出てしまうこともあります。このような場合、知らず知らずのうちに膝に負担をかけてしまっていることもあります。ある程度すり減ってきたら、新しいものに買い換えることをお勧めします。O脚、X脚を矯正する

図表3　O脚、X脚

体重のかかるライン（破線）の部分に負担がかかる。

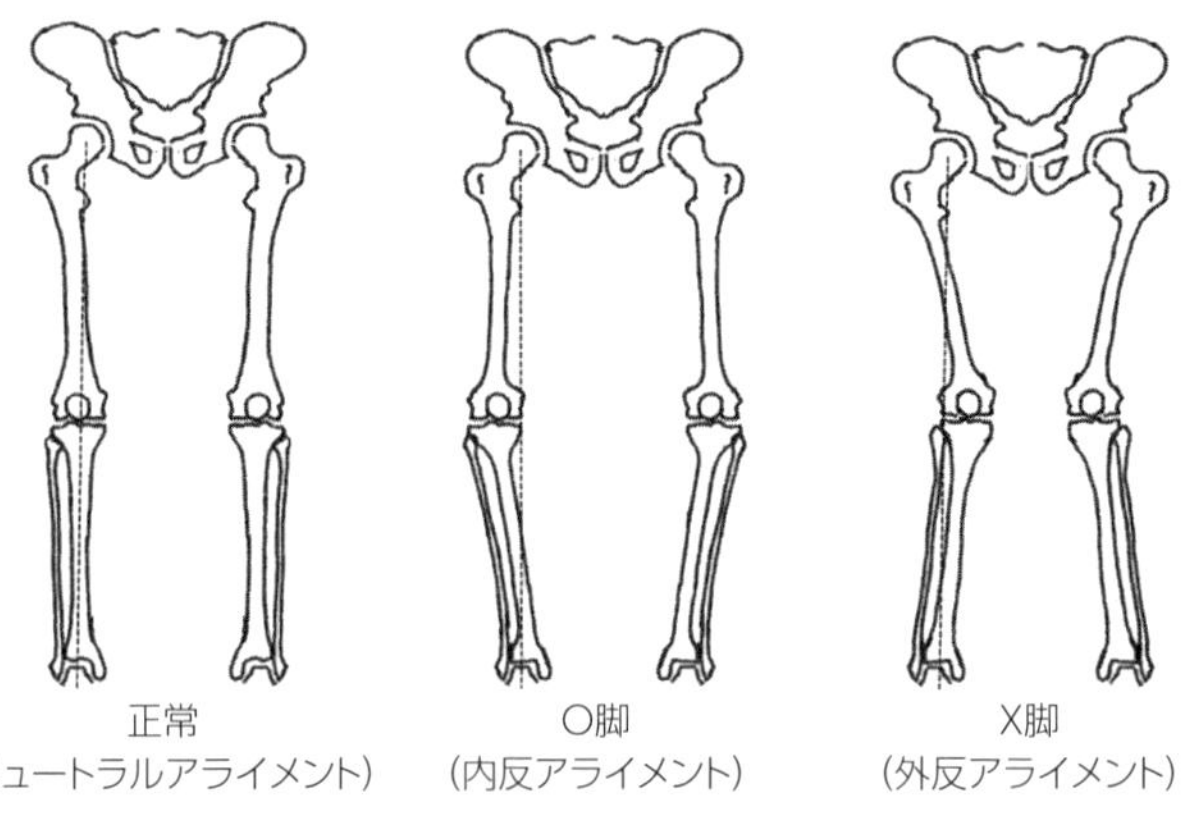

靴の中敷きを入れることも有効です。どんな中敷きが合うかわからない場合は、専門家に相談してみましょう。私の担当している膝外来でも、症状に合わせてオーダーメイドで治療用の中敷きを作成しています。

どんな症状に注意すればいい？

膝の症状にはいくつか特徴的なものがあります。その中でも特に注意すべき症状を二つ紹介します。

一つ目は関節水腫《かんせつすいしゅ》、いわゆる膝に水がたまることです。膝関節に水がたまると、膝が腫れぼったい感じになり、膝を曲げにくくなります。ひどい時には腫れによる痛みを伴います。水がたまる原因は様々ありますが、水が溜まった膝は炎症を起こしている膝なのです。膝関節の中にはもともと少量の関節液（水）が入っており、その水が軟骨に栄養を送り、摩擦を少なくしています。しかし、膝が炎症を起こすと質の悪い水が大量につくられて、関節の中にたまってしまいます。このような状態では軟骨が過酷な状況におかれるため、徐々に破壊されてしまいます。破壊された軟骨のかけらは、さらに炎症を引き起こし、ますます水がたまります。そうして悪循環に陥った関節は、時間が経つと元に戻せない変形を起こしてしまうのです。

二つ目は、突然膝の裏側でプツッと何かが切れたような感覚を伴う痛みです。中高年、特に女性によく起こります。これは軟骨を守っている半月板という大事なクッションが、古くなって切れてしまった音かも知れません。クッションが切れて機能しなくなれば、歩いたり、体重をかけたりするだけで膝に激しい痛みを伴います。当然軟骨も傷みますので、膝に水がたまってきます。こんな症状が出た時には、早めに病院へ行き、検査をして、何が起こっているのかを突き止める必要があります。早めの対処で変形を回避できるかも知れません。

手術しなくても膝の中が見える時代がやってきた

皆さんは膝内障という言葉をご存知でしょうか。膝内障とは膝関節の中の障害といった意味の病名で以前は一般的に使われていました。しかし、医学の進歩はめざましく、ＭＲＩ（Magnetic Resonance Imaging：核磁気共鳴画像法―磁石の力を使って体の内部を映像化する）検査が普及した現在では、痛みを伴わずに膝関節の中をのぞくことができるようになりました。ＭＲＩによって痛みの原因が詳細にわかるようになり、それに伴い膝内障という病名もほとんど使われなくなってきています。

病気の理解が深まってきた結果、経験豊富な膝の専門医であればその症状の先にある未来の姿を、かなり正確に予測することもできるようになってきているのです。膝の治療も「壊れてから治す」から、「壊れないうちに予防する」の時代に変わっていくかもしれません。

壊れる前の予防的治療

まず、膝の痛みを治療するうえで一番大切な事は、膝の中で何が起こって痛みが出ているかを把握することです。そして、その痛みの原因をとり除いていくことが必要です。負担が集中している状態であれば、その負担を軽くして分散することを考えます。具体的には、運動の量や質を調節したり、体重をコントロールしたり、衰えかけた筋肉を強化したり、サポーターや靴の中敷きでバランスを調節したりと色々な方面からアプローチします。

そのうえで、痛み自体に対して、薬や、リハビリなどで治療していきます。原因を取り除いていくことで、体が元々持っている回復力を引き出してあげるのです。完全に壊れてしまう前ならば、かなりの確率で良くなっていきます。これが「予防的治療」です。膝が痛いけど、まだ病院に行くほどでもないかな、と思って放っておくと大切な予防的治療の機会をのがしてしまう危険があります。

整形外科医ができること、できないこと

残念ながら予防的治療を頑張っても、良くならないこともあります。その時、私たち整形外科医の本当の出番がやってきます。整形外科は「外科」という名がついてる通り、「手術」という方法で治療をします。しかし、手術で全てが治る

わけではありません。治せるものと治せないものがあるのも事実です。

治せないものの一つは、関節の可動域、すなわち膝を動かせる範囲です。しっかり曲がり、正座ができるほどのやわらかい膝は、硬く動かなくなってからではどうやっても取り戻せません。もう一つは筋力です。筋肉は使わなくなると急速に衰えていきます。手術とは、いわば医者によってもたらされる人為的な「けが」なので、むしろ手術によって筋力は衰えてしまいます。関節可動域と筋力の二つはリハビリという名のトレーニングでしか回復させられないのです。逆に言えば、この二つが大丈夫であれば、手術によって良くなる可能性が高いのです。私はよく手術を受けられる患者さんに、「しっかりトレーニングをして、怪我をさせられてもへこたれない筋力をつけて手術に臨んで下さい」とお話ししています。

痛みをとるためのいろいろな手術

変形して痛みのある膝に対して、痛みを取り除く手術はいろいろあります。一部が壊れかけた関節に対して関節の外で骨の角度を変え、O脚、X脚を矯正することにより負担を分散し、関節を温存する「膝周囲骨切り術《ひざしゅういこつきじゅつ》」があります。壊れた一部分だけを小さな人工関節に置き換えて、残った部分は自分の関節を使う、人工関節単顆置換術《じんこうかんせつたんかちかんじゅつ》も広まっています。良い状態で手術できれば、正座もできる膝に回復します。もちろん、変形がとても進んでいる場合には人工関節全置換術《じんこうかんせつぜんちかんじゅつ》、いわゆる昔からある人工関節も非常に有効な方法です。ひどいO脚でも真っ直ぐな膝になりますし、痛みもなく歩くことができます。
　治療の選択肢が多いということは良いことです。それぞれの手術には得意とする守備範囲がありますので、治療を受けるひとりひとりの重症度、年齢、生活状況（痛みをとってどんな生活を送りたいか）をも含めて、一番希望に合う手術を選択することにより満足のいく結果が得られるのです（図4）。また、最近では手術の半歩手前に再生《さいせい》医療《いりょう》がでてきました。これは、自分の体から細胞や、成長因子を取り出して膝に注射することで治療する方法で、予防治療と手術治療の間を埋める存在として期待されています。
　もし、自分の膝に痛みが出ても、早めに適切な対処をすることで、膝の機能を損なうことなく復帰させることができるでしょう。困った時には膝の専門医を上手に使って、いつまでも健康な膝、体を維持してほしいものです。

図表4　痛みをとり除くためのいろいろな手術

膝周囲骨切り術
　O脚、X脚を矯正して痛みを治療
　（関節温存手術）

人工関節単顆置換術
　悪くなった部分だけの部分置換
　（靭帯は全て残す関節部分温存）

人工関節全置換術
　ひどい変形に対応した関節の全置換

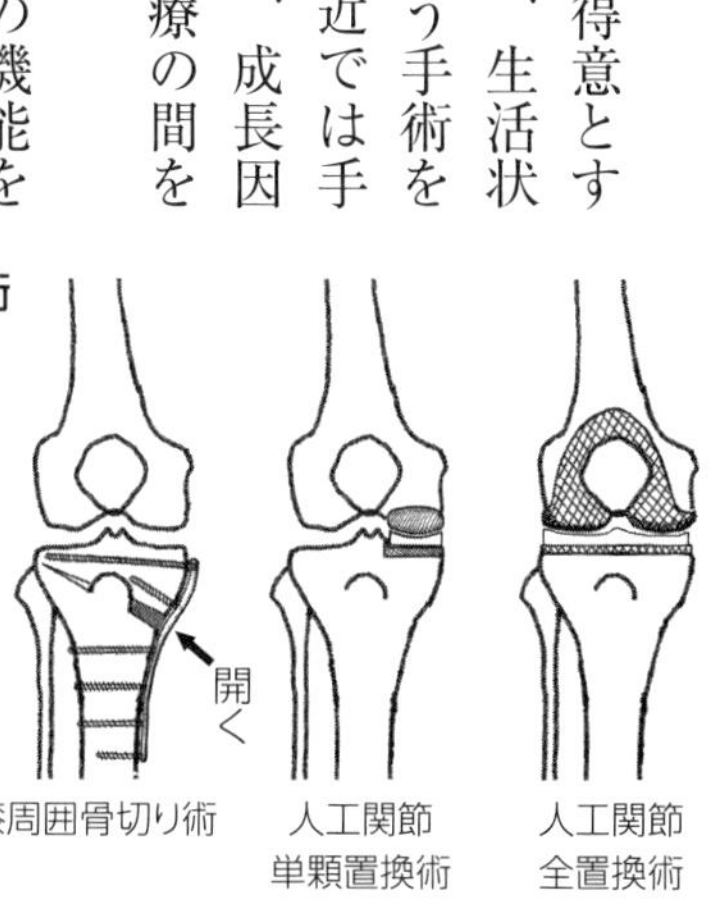

排尿障害の治療と予防

医学研究科腎・泌尿器科学　みどり市民病院　教授　河合　憲康

排尿障害と一言で言っても「漏れる」のか「出ない」のか、症状は、いろいろあります。また男性、女性に特有の体の作りからも違いがあります。この章では、排尿障害のクラス分けと、それぞれの特徴、検査診断方法、治療法の概要について説明します。

排尿とは　排尿のメカニズム

◎排尿のメカニズム

排尿機能は、膀胱に尿をためる蓄尿と、膀胱から尿道を通って尿を排出する尿排出からなり、これらは神経にコントロールされています。膀胱の壁は伸び縮みする筋肉でできており、また尿道は出口を開いたり閉じたりする筋肉（尿道括約筋）があります。蓄尿の時は膀胱の壁は緩み、尿道括約筋が閉まります。尿排出の時は膀胱の壁は縮み、尿道括約筋が開きます（図表1）。排尿はこの調整を脳・脊

図表1　排尿のメカニズム

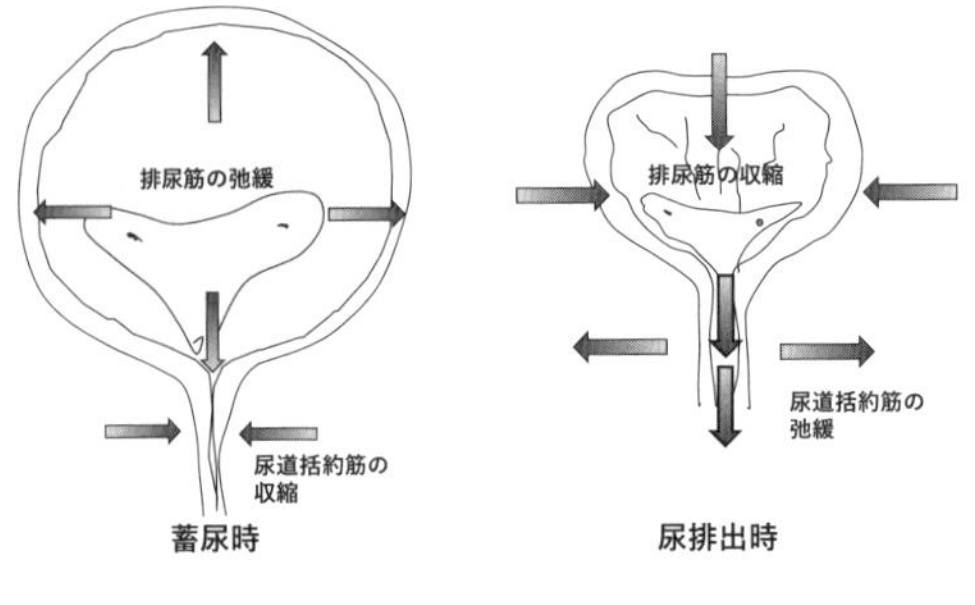

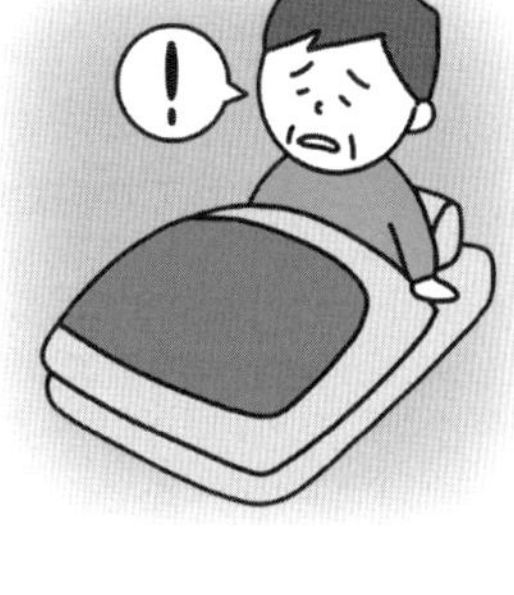

髄などの神経系を通して無意識に行っているのです。

◎正常な排尿

正常な排尿の明確な定義はありませんが、数値と症状で示すと次のようになります。

1回の排尿量＝200～400㎖（コップ約1杯～2杯分）

1回あたりの排尿時間＝20～30秒

1日の排尿量＝1000～1500㎖

1日の排尿回数＝5～7回、排尿間隔＝3～5時間に1回（起きている間）

となります。

症状としては、●おなかに力をいれなくても排尿できる、●尿が途中で途切れたり、なかなか終わらなかったりすることはない、●残尿感がない、●尿失禁や尿の漏れはない、●排尿後すぐに尿意を感じることはない、●ふつう排尿のために夜起きることはない、●尿意をはっきり感じある程度のがまんもできる、となります。

排尿障害の症状　蓄尿症状と排尿症状

人の一生において排尿に関する時間について考えてみると、尿を出す排尿時間は人生のわずか0・1％で、残りの99％以上は蓄尿時間という計算となります。つまり人生の99％以上を占める蓄尿時間の蓄尿症状があると、ＱＯＬ（生活の質）

に大きな影響を及ぼします。

蓄尿症状には、●昼間起きている間におしっこに何回も行く昼間頻尿、●夜寝ている間に2回以上おしっこで起きる夜間頻尿、●おしっこがしたいとおもったら我慢ができなくなる尿意切迫感、●おしっこを漏らしてしまう尿失禁、があります。

排尿症状には、●勢いがなくなる尿勢低下、●尿が途中で途切れる尿線途絶、●おなかに力をいれて排尿をする腹圧排尿、●おしっこが終わった後にポタポタとおしっこがもれる排尿後尿滴下、があります。

病態・臓器からみる排尿障害　治療と予防

膀胱《ぼうこう》

①神経因性膀胱
脳や脊髄《せきずい》の病気や障害などの神経学的な異常によって生じる排尿障害を神経因性膀胱と呼びます。脳には橋《きょう》より上の障害（脳梗塞、脳出血など）では蓄尿症状、橋から仙随《せんずい》の障害（脊髄損傷など）では蓄尿症状に加えて排尿症状、仙随以下の障害（骨盤外傷など）では排尿症状がでます。
◎治療
神経因性膀胱の治療は脳梗塞、脊髄損傷、骨盤外傷など元の病気の把握と理解をすることが重要です。次に蓄尿症状なのか、排尿症状なのかを評価することです。蓄尿症状の治療には、行動療法と薬物療法があります。

行動療法は、●生活指導（運動・体重減少・禁煙など）、●理学療法（骨盤底筋体操など）、●計画療法（膀胱訓練・定時排尿など）、薬物療法は、●抗コリン剤、●β3受容体作動薬、●ボツリヌス毒素膀胱内注入療法があります。この中でボツリヌス毒素など特殊な治療ではないかと思われる方が多いでしょう。しかし、特に治療が難しい難治性神経因性膀胱の蓄尿症状には非常に有効で、みどり市民病院でも日帰りで行っています。

②過活動膀胱

すこし難しい話ですが、過活動膀胱は尿意切迫感を必須な症状として、昼間頻尿・頻尿・切迫性尿失禁など不快な蓄尿症状がみられる症状の総称（症候群）です。40歳以上男女の12・4％、およそ日本人の８００万人が過活動膀胱であると言われています。加齢とともに増加します。

過活動膀胱の治療の基本（一次治療）は生活指導、膀胱訓練、骨盤底筋体操などの行動療法です。二次治療は薬物療法です。膀胱の筋肉を弛緩させる抗コリン剤や、β3受容体作動薬を単独や併用をして用います。前立腺肥大症のある男性に対しては、さらに、前立腺部の尿道の抵抗を減らすために、α1遮断薬やPDE5阻害薬を併用します。二次治療を行っても治療が難しいものを、難治性過活動膀胱と呼びます。難治性活動膀胱に対して三次治療を行います。

三次治療は、●ボツリヌス毒素膀胱内注入療法、●神経変調療法があります。神経変調療法には、●電気刺激療法、●磁気刺激療法、●仙随神経電気刺激療法、●経皮的脛骨《けいこつ》神経刺激療法があります。

また近年、過活動膀胱は高度なフレイルや高度な認知症に合併してみられることが分かってきました。この場合はまずフレイルや認知症の治療を優先します。膀胱癌や膀胱結石など膀胱の病気がないものを過活動膀胱と呼びますが、膀胱そのものではなく膀胱に隣接する臓器疾患に併存することもあります。男性の前立腺肥大症、女性の骨盤臓器脱（子宮脱・膀胱脱）があり過活動膀胱がある場合は、それぞれ前立腺肥大症、骨盤臓器脱に対する治療が必要となります。

骨盤臓器脱

骨盤にある臓器である子宮、膀胱、直腸など下がってきて、膣から体外に出てしまう病気をいいます。脱出する臓器により、子宮脱、膀胱瘤、直腸瘤、小腸瘤、膣脱などに分かれ、これらが単独または同時に出現してきます。骨盤臓器脱は蓄尿障害と排尿障害の両方を伴うことが多く、膀胱瘤、直腸瘤、子宮脱の順に多いです。

骨盤臓器脱では膀胱出口部の閉塞による排尿症状だけではなく、しばしば蓄尿症状（過活動膀胱）を伴います。骨盤臓器脱に伴う過活動膀胱はペッサリーや手術により約半数で改善します。骨盤臓器脱に対する治療適応でない場合や、骨盤臓器脱に対する治療を行っても過活動膀胱症状が残存する場合は、「難治性過活動膀胱」に対する治療を行います。

骨盤臓器脱に対する治療は、●保存的治療＝骨盤底筋体操、●ペッサリー療法、

●手術、となります。ペッサリー療法や手術は婦人科の領域にもなりますので、本項では詳細は割愛します。

◎骨盤底筋体操

骨盤底筋群の収縮と弛緩を随意に行う反復運動です。腹圧性尿失禁、切迫性尿失禁、骨盤臓器脱に対する効果があります。腹筋は使わず、膣と肛門を意識してゆっくりはっきりメリハリよく動かし、体の中に引き込むように体操しましょう。筋トレですからやめれば元に戻ります。習慣化して一生続けましょう。

前立腺肥大症

前立腺は男性だけにある生殖器官で、大きさはクルミ大で、膀胱の出口にあり尿道を取り巻いています。前立腺の働きは、精子の運動や保護に関係する前立腺液（精液の一部となります）を分泌すること、膀胱とともに排尿を調整するという2つの働きがあります。

大きな特徴は発生からすべての段階で男性ホルモンを必要とする「男性ホルモン依存」ということです。解剖学的には尿道周辺の移行域、射精管周辺の中心域、被膜近くの辺縁域《へんえんいき》という3つの領域に分かれます。かつては前立腺の内側となる移行域と中心域をあわせて「内腺」、辺縁域を「外腺」と呼んでいました。「前立腺肥大症」は「内腺」に発生することが多いです。前立腺肥大症は、加齢に伴い前立腺が徐々に肥大していき、その為に尿道が圧迫されて尿が出にくくなった状態です（図表2）。前立腺肥大症の排尿障害には蓄尿症状と排尿症状があります。

図表2　前立腺の解剖と前立腺肥大症の好発部位

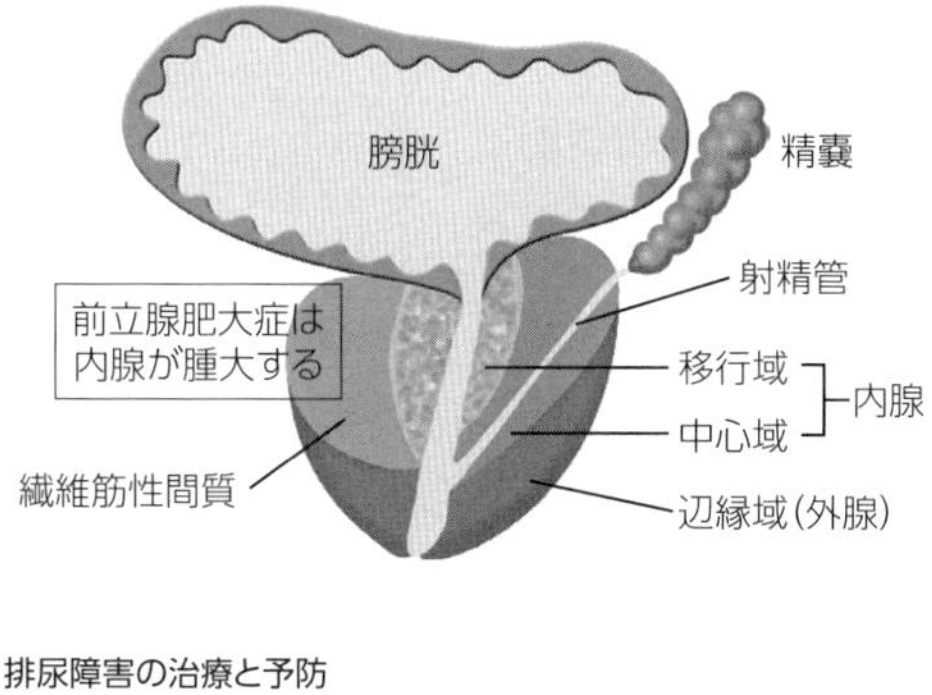

治療法は薬物治療と手術治療があります。

◎前立腺肥大症薬物選択の考え方

前立腺肥大症による膀胱出口部の閉塞の原因としては、前立腺そのものの肥大による機械的閉塞とＮＯ（一酸化窒素）作動性神経からのＮＯ―ｃＧＭＰ産生低下や、交感神経活動亢進による膀胱出口部の緊張の亢進による機能的閉塞が知られています。

前者では、肥大した前立腺腫を小さくするために５α還元酵素阻害剤や、抗アンドロゲン剤が有効とされており、後者ではＰＤＥ５阻害薬や、α遮断薬が有効であると考えられています。

◎手術

前立腺肥大症に対する手術療法の適応は、●薬物治療では効果が不十分な場合、●患者が手術を希望する場合、●尿閉など前立腺肥大症による合併症がある場合です。

手術の方法は、●立腺組織を切り取る（切除）や蒸発させる（蒸散）を主体とする手術方法、●組織の熱による凝固や変性を主体とする術式、●その他の術式、に大きく分かれます。

◎手術の説明

手術療法の主流は、前立腺組織を切り取る（切除）や蒸発させる（蒸散）を主体とする手術方法です。この中ではmonopolar TURP（経尿道的前立腺切除術）が標準術式またはそれに準じた手術術式とされていますが、手術機器の進歩により多くの術式が開発され普及しています。また、ホルミウムレーザー前立腺核出術（HoLEP）、前立腺レーザー蒸散術（PVP）は、monopolar TURP と比較して、治療効果が良好で、合併症も少なく、入院期間が短いといわれています。また2022年には前立腺吊り上げ術（UroLift）や水蒸気治療（Rezum）などの前立腺肥大症手術・低侵襲治療が日本でも保険収載されました。今後、適応が拡大となれば、性機能を温存できるため、国内でも急速にこれらの手術にシフトしていく可能性があります。

夜間頻尿《ひんにょう》

夜間頻尿は蓄尿症状の一つですが、患者さん訴えの中で多いものの一つであり、多くの方が知りたい事項と思われるので、ここで取り上げることとします。

夜間頻尿とは、夜間排尿のために1回以上起きなければならないという愁訴です。臨床的には排尿回数が2回以上を問題とされています。また本人もしくは介護者が治療を希望していることが必要で、患者本人のQOLが障害されていない状況では、医療上の問題とはなりません。夜間頻尿がある人の割合は年齢とともに上昇して、夜間頻尿の回数も増加します。

排尿に関する重要な3つの要素は、●脳（尿意）、●腎臓（尿量）、●膀胱（容量）です。それに基づいて夜間頻尿の3つの要素を当てはめると●不眠、●多尿（特に夜間多尿）、●膀胱容量低下、と考えられます。実は夜間多尿が夜間頻尿に影響することが多いことが分かってきました。

治療としてはまず行動療法があり、次に薬物療法となります。多尿、夜間多尿に対する行動療法には、飲水に関する指導、塩分制限、食事（Ｄｉｅｔ）、運動療法、禁煙、弾性ストッキングの使用、夕方の下肢の挙上などがあります。薬物療法としては、男性の夜間多尿に伴う夜間頻尿に対してデスモプレシンが保険適用となりました。夜間頻尿をあきらめずに泌尿器科専門医に受診していただくのがよいでしょう。

コラム
Column
1

今日からできる!
老化を防ぐために!

みらい光生病院
リハビリテーション技術科　技師長　**丸尾 典生**

最近「若い時みたいに動けない」、「疲れやすくなった」、「忘れっぽくなった」など感じることはありませんか。これらは老化に伴う現象が影響しているかもしれません。「老化を防ぎたい」、「隣の人は歳の割に若いよね」、「同級生の中でもしっかりしている」とみられたいと思いませんか？

老化は避けられない自然現象ですが、適切な対策によって緩和することが可能です。30歳を過ぎると、細胞の機能が徐々に衰えるため、脳や内臓、骨格筋などの働きが低下してきます。そのことにより、記憶力が悪くなる、視力低下する、疲れやすくなる、背中が丸くなる、歩くのが遅くなる、よく転ぶといった現象が現れます。また、カロリー消費の効率が悪くなり、太りやすく、痩せにくくなることもあります。

しかし、運動を行うことにより老化の進行を遅らせる効果があると多くの研究で示されています。特に、運動は脳の海馬での神経新生を促し、脳の血管機能の回復や良質な睡眠が得られます。さらに、筋肉量の減少を防ぎ、活動量の維持や転倒予防にもつながります。

運動を行う目安としては、「1日30分、週5日の早歩き運動」や「1日25分、週3日のゆっくりとしたジョギング運動」が目安になります。トレーニングジムに通ってマシントレーニングを使っての筋力強化は週に2回以上通うことが望ましいです。また、体力に自信のある方は、早歩きの時間を1日60分、週5日、ジョギングの時間を1日30分、週5日まで行えると健康に効果的と言われています。

運動を行う際は、ロイシンを多く含む食品（鰹節やパルメザンチーズ、しらす、いり大豆）やロイシン以外のアミノ酸を多く含む食品（鮪や肉、卵など）を適切に摂取することが重要です。栄養が不足している状態で運動をすると、筋肉が弱まってしまうため、バランスの取れた食事と運動の組み合わせが老化防止には効果的です。

気になる？　知っている？　中高年の目のトラブル

医学研究科視覚科学　みどり市民病院　助教　稲垣　美保

私たちは日々の生活の中で、目から多くの情報を得ています。歳を重ねても快適に過ごしていくために、目を大切にしておきたいものです。そのために、知っておいてほしい目のトラブルとその症状について詳しく説明します。

アイフレイルとは

フレイルとは、「加齢に伴い身体の様々な機能が低下することによって、健康障害に陥りやすい状態」とされており、健康と要介護状態の中間地点として近年注目されています。そのなかでもアイフレイルとは、加齢に伴う目の衰えによりさまざまなトラブルを抱えた状態のことをいいます。

加齢とともに眼球は構造的にも、機能的にも徐々に衰え、ものを見る力が低下していきます。その状態を長年放置し、重大な疾患へと進行すると生活の質を保つことが難しくなったり、治療を開始しても回復が困難になったりする可能性が

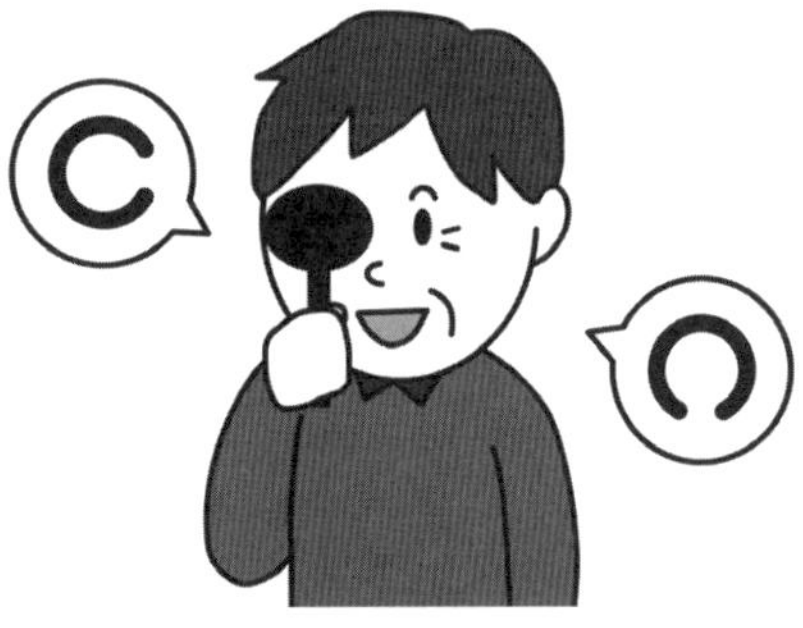

あります。

目の病気も他のからだの部分と同じく、早期発見・早期治療が重要となります。「おかしいな」と感じたら、早めの受診を心がけましょう（図表1）。

気になる目の症状は？

中高年になると、さまざま目の症状に悩まされることがあります。人それぞれ症状の感じ方はさまざまですが、具体例と原因として関係するかもしれない病気についてみてみましょう。図表2の眼球断面図も参考にしながらお読みください。

◎だんだん見にくい、視力が落ちてきた
視力が落ちたと感じ、一番はじめに思いつく目の疾患は「老眼」や「白内障」であると思います。老眼は、加齢によりピント調節機能が低下してものがぼやける症状で、適切なレンズを使用することで矯正が可能です。一方、白内障は水晶体が混濁する疾患で、レンズの調整で視力が改善することはありません。

◎突然視界が欠けた
視野が欠ける眼科疾患で有名なものに「緑内障」がありますが、緑内障は一般的に進行がゆっくりです。突然そのような症状があらわれる場合、網膜を栄養す

図表1　アイフレイル啓発

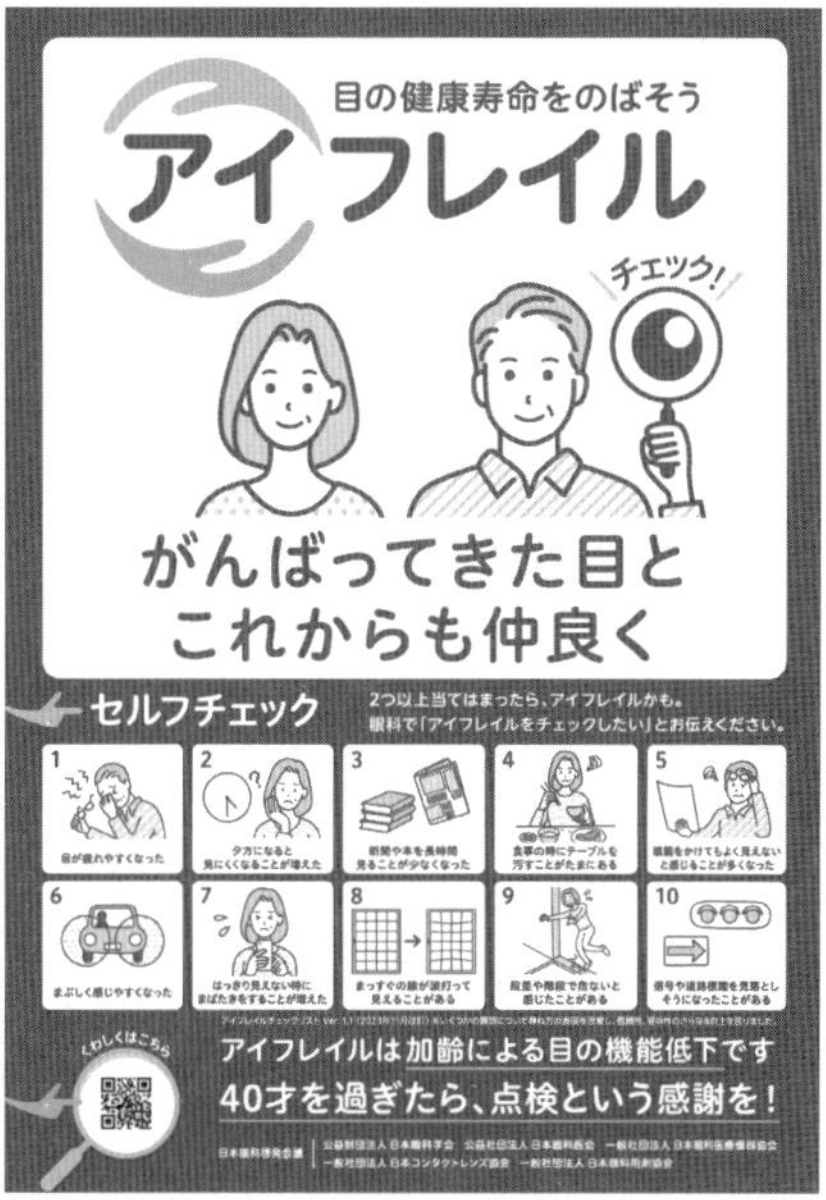

(出典:アイフレイル啓発公式サイト
https://www.eye-frail.jp/)

る血管が詰まってしまうことで視野が欠ける「網膜動脈閉そく症」や、網膜の一部が剥がれる「網膜剥離」などが疑われます。

◎物がゆがんで見える

ゆがみの原因として挙げられる疾患に「加齢黄斑変性症」や糖尿病に伴う「黄斑浮腫」があります。どちらも目の奥の網膜に異常をきたすものなので、眼科を受診して「散瞳《さんどう》検査」と呼ばれる瞳孔を広げた眼底の診察が必要です。

◎まぶしく感じる

まぶしく感じるときのよくある原因としては、ドライアイなどによる角膜障害や白内障による水晶体の混濁があります。

◎ダブって見える

片目で見てダブっている状態を「単眼複視」、両目で見て症状がある状態を「両眼複視」といいます。単眼複視は症状がある目に白内障などの可能性があります。両眼複視の場合、両目を動かす筋肉もしくはその筋肉に指令を送る神経のどこかに異常がある場合があります。糖尿病や脳梗塞などによる神経障害や、腫瘍による眼球運動制限、眼窩底《がんかてい》骨折や甲状腺機能亢進症などによる物理的障害が考えられます。

◎目が疲れる、ピントが合わない

中高年の疲れ目やピントが合わない症状は非常に多くの人が感じる問題です。近視や遠視、乱視という屈折異常を適切に矯正していなかったり、作業をするうえで適切な環境になっていなかったりすることがあります。また、ほかの眼

図表2　眼球断面図

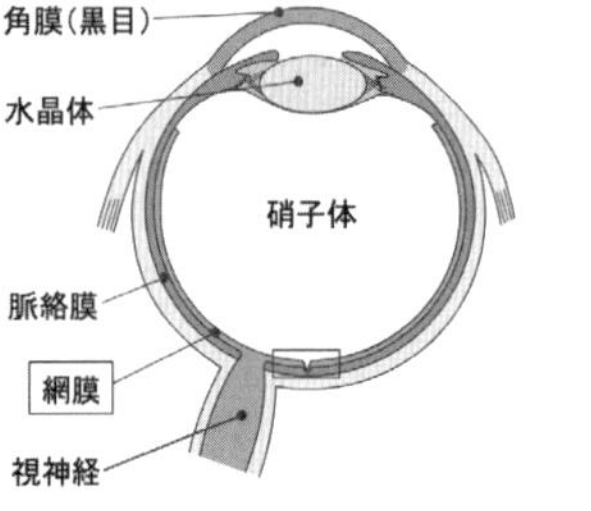

(名市大ブックス4巻 P.130「眼球の構造」より)

科疾患による初期症状が「疲れ」としてあらわれることもあります。疲れ目を感じるときには一度眼科でご自身の屈折度数や矯正方法が適切か確認してみましょう。

紹介した目の症状はごく一例です。また、それぞれの病気に関しても紹介できるのは一部になりますので、気になる場合にはまずは近くの眼科へ受診してください。早期発見できることで、より適切な治療に結び付く可能性があります。

中高年に起こりやすい目の病気

①白内障

白内障は加齢により誰にでも起こる疾患です。水晶体というレンズの部分が膨隆、硬化し、混濁することが原因です。そのため、スクリーンである網膜に鮮明な像を投影できなくなることから視力障害をきたします。レンズを通過できる光量が低下することにより、全体的なかすみを感じたり、色の鮮やかさを感じにくくなったり、薄暗いところで見にくくなったりします。喫煙や糖尿病、ステロイド使用、強度近視、アトピー性皮膚炎、外傷など全身状態によっても進行程度や視力障害の状況が変化します。

混濁してしまった水晶体をもとに戻すことは困難です。症状を改善するには混濁した水晶体を摘出し、人工眼内レンズと取り換える手術が必要です。手術のタイミングは、白内障により日常生活にどの程度支障をきたしているか、という点で判断します。視力が低下して細かい字が読めない、自動車の運転免許証の更新をしたい、まぶしくて屋外活動がしにくい、などお困りになる場面はさまざまです。

日常生活に支障がない場合には経過観察をすることも可能です。薬物療法としてピレノキシンやグルタチオンの点眼薬を使用し、進行を遅らせることは可能とされています。進行を完全に止める、混濁を改善する作用はありませんので、視力低下が進んで生活が不自由になった場合に手術を検討します。

白内障の手術に用いる眼内レンズにはいくつかの種類があります。単焦点レンズや多焦点レンズ、乱視矯正レンズなどです。一般的な単焦点レンズは保険適用があります。事前に決めた焦点（遠距離、中距離、近距離など）のいずれか1か所にピントを定めるため、その焦点の近辺がはっきり見えます。焦点が合わない距離に関しては眼鏡などを用いて矯正しないとぼんやりした像になります。多焦点レンズは複数の焦点を、眼鏡なしで見ることができる設計になっています。しかし単焦点レンズに比べるとそれぞれの見え方の鮮明さは劣ります。また「選定療養費」という医療保険給付の対象外の費用が必要となり、費用は病院ごとに異なります。手術後にどのような見え方を求めるのか、どのような生活スタイルが向いているのか、事前に医師と相談して決めましょう。

②緑内障

緑内障は、目と脳をつなぐ「視神経」と呼ばれる神経が障害され、徐々に視野が欠けて見える範囲が狭くなる疾患です。初期には症状に気づくことが難しく、自覚症状が出るころには大きく視野が欠けてしまっていることもあります。放置すると失明の危険性もあります。日本における調査では、40歳以上の約5％、70代の約10％が緑内障であったと報告され、誰にでも緑内障が潜んでいる可能性があります。

緑内障にはいくつかのタイプがあります（図表3）。生まれつきの「発達緑内障」というタイプや、ぶどう膜炎や薬の副作用で起こる「続発緑内障」もありますが、特に日本人では「原発緑内障」と呼ばれる特に原因のないタイプが多くを占めます。

原発緑内障はさらに「開放隅角《ぐうかく》緑内障」と「閉塞隅角緑内障」に分類されます。開放隅角緑内障では、点眼で眼圧を下げることが治療のメインになります。複数の点眼を使用しても視野欠損の進行が進む場合には、レーザー治療や手術によって眼圧を下げます。閉塞隅角緑内障では、眼球を循環する房水という水の排水口である線維柱帯が、物理的に狭くなることで眼圧が上がってしまう緑内障のタイプです。生まれつき狭い人だけでなく、白内障で水晶体が膨隆して線維柱帯を狭くしてしまうことがあります。レーザー治療や白内障手術をおこない線維柱帯を広げることで閉塞を解消します。

いずれも緑内障は自覚症状を感じにくい疾患です。40歳以上で今まで目のチェックを受けていない場合には眼科受診をおすすめします。

図表3 緑内障

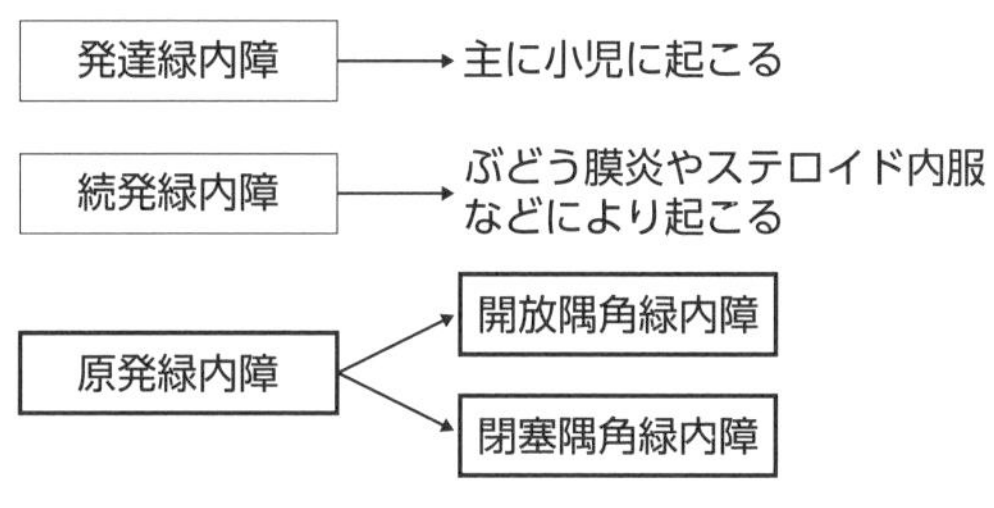

※細かく分けるとほかにもさまざまな種類があります

③加齢黄斑変性症／糖尿病網膜症

加齢黄斑変性症や糖尿病網膜症は、どちらも網膜というスクリーンの部分に異常をきたす疾患です。中心部が見にくくなる症状があらわれ、視力低下につながります。

加齢黄斑変性症は、網膜の中心である「黄斑《おうはん》」という部分に萎縮や新生血管が発生します。それにより黄斑浮腫という網膜のゆがみやむくみを生じます。原因として最も大きな要因は加齢ですが、喫煙や長時間の光への暴露も悪化の要因とされています。もし眼科でその兆候を指摘された場合には、禁煙と遮光、ルテインやゼアキサンチンなどのサプリメント摂取をおすすめします。

糖尿病網膜症は糖尿病の合併症の一つです。慢性的に血糖が高い状態が続き、網膜の血管に傷みを起こします。初期には小さな眼底出血や、白斑と呼ばれる白いシミ状の物質が見られますが、適切な治療を受けずに放置することで失明につながる重大な疾患です。糖尿病網膜症は、糖尿病と診断されて数年ほどかけてゆっくり進む場合が多いですが、自覚症状は多くの場合に突然起こります。糖尿病と診断されたら必ず眼科の定期通院をおこないましょう。

この二つの疾患は、近年治療法が大きく進歩しています。早期発見がよりよい視力に繋がります。

④ドライアイ

角膜を保護し、栄養を与える涙が常に目の表面を覆っています。涙の分泌低下や蒸発増加、成分の変化により角膜状態が悪化することを総じて「ドライアイ」と表現します。そのため「涙が多い、こぼれる」という人でもドライアイの診断がつくことがあります。

ドライアイの原因に、加齢や糖尿病、ホルモンバランスの乱れがあり、内服薬の副作用でも起こります。特に現代では、エアコンやコンタクトレンズ、長時間に及ぶパソコンやスマホなどのデバイス作業、アイメイクなども悪化の要因として注目されています。

治療には点眼薬を使用しますが、症状が強い場合には涙点プラグと呼ばれる小さな栓を涙の排水口にあたる涙点（図表4）に差し込み、目の表面にとどまる涙を増やします。悪化の原因となっている環境や生活習慣を改善することも症状緩和に役立ちます。

図表4　涙器の解剖図

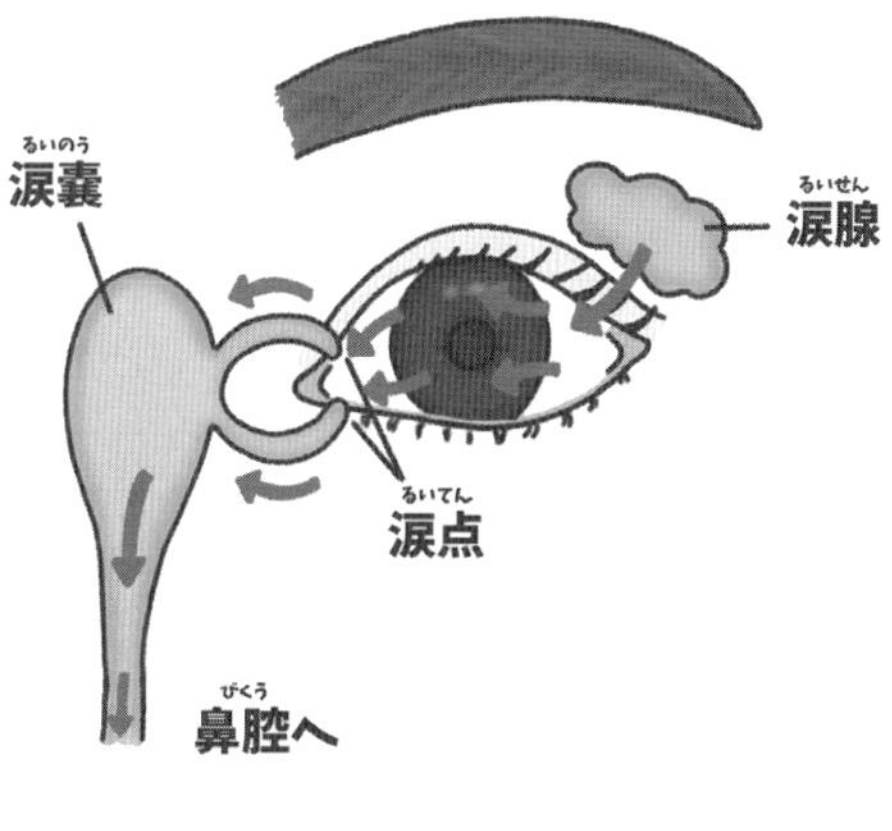

⑤眼瞼《がんけん》下垂《かすい》

上まぶたがさがってくることを眼瞼下垂といいます。顔面神経麻痺などの疾患でも起こりますが、多くは加齢で目のまわりの皮膚や筋肉が伸びてしまうことにより起こります。

瞳孔にかかってしまうほどさがると、上方の視野が見にくくなったり、無意識に眉を挙げる筋肉を使って目をあけようとするので額に皺が寄ったり、あごを上げてものを見たりするようになります。それらの影響で肩こりや腰痛、頭痛につながることもあります。

治療法はたるんでしまった皮膚や筋肉を手術によって切ったり縫い縮めたりしてまぶたを開きやすくします。

おわりに

年齢を重ねると、いろいろな目のトラブルを抱えやすくなります。軽症から重症までさまざまな疾患がありますが、自覚症状を伴うとは限りません。ゆっくり進行する疾患では、ご自身ではよく見えているつもりでも、病気が隠れていることがあります。

中心の見え方やゆがみは必ず片目ずつ確認しましょう。少しでも不安があれば必ず眼科を受診して、検査を受けましょう。早期発見・早期治療のために視力検査や眼底検査などの健康診断を受診することも重要なポイントです。アイフレイルを予防し、目の健康寿命をのばしましょう。

コラム
Column 2

みどり市民病院ってどんな病院？
～特長をご紹介～

①人工関節支援ロボット Mako(メイコー)システムを導入しました

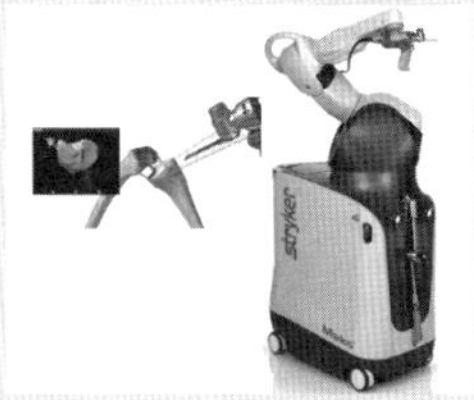

整形外科は関節・スポーツの治療に特に力を入れております。2023年9月より、コンピューター制御されたロボティックアームを用いた手術支援システム「Mako」を導入し、一般的な外傷治療はもとより、専門的な人工関節、靭帯再建なども含め、地域の皆さまが安心して治療し、笑顔で社会復帰できるようサポートさせて頂きます。

②AI内視鏡を用いた大腸内視鏡検査を行っています

2023年4月より、AIを用いた病変検出システムEndoBRAIN-EYE®を導入し、見逃しの少ない精度の高い大腸内視鏡検査を実施しています。精度の高い検査を提供することで、疾患の早期発見・早期治療を行い、地域の皆さま、患者さまの健康を維持できるよう努めてまいります。

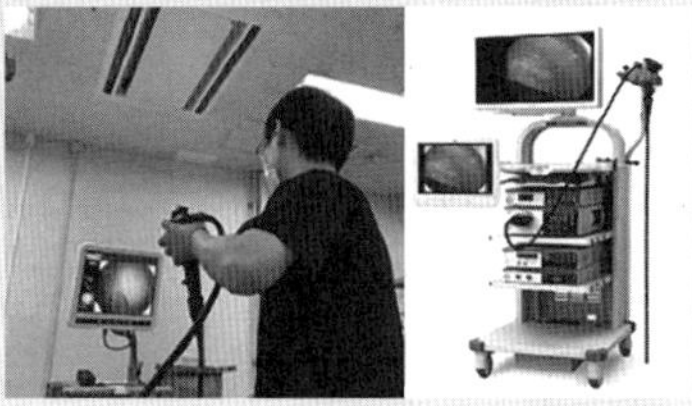

③２次救急の受入れ対応

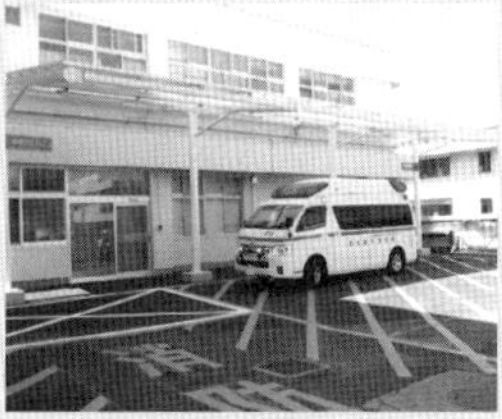

緑区を中心とした地域の皆さまに安心していただけるような救急医療の提供に取り組んでいます。名古屋市の２次救急医療機関として、傷病者の状態に応じた医療を提供し、「かかりつけ医」や各急病センターからのご紹介患者さまの受入れにも対応しております。

また、平日夜間・土曜午後に小児救急外来も行っております。

さらに、救急動線の改善及び２次救急へのスムーズな対応のため、救急外来を移転・拡張しました。

名古屋市立大学 医学部附属 みどり市民病院

〒458-0037 名古屋市緑区潮見が丘1-77
電話番号052-892-1331
外来受付時間…月曜～金曜　8:45～11:30
その他の病院の詳細は巻末ページをご覧ください

ワクチンで予防できるシニア世代の感染症

医学研究科臨床感染制御学　みどり市民病院　教授　長谷川 千尋

人には外敵から身を守るために「免疫」という防御機能が備わっています。そのため体内に少量のウイルスや細菌が侵入（感染）しても「免疫」が外敵を排除し、病気（感染症）にならないようになっています。この「免疫」の力は加齢とともに弱まっていきます。そして様々な感染症にかかる危険が増え、場合によっては命に関わることがあります。しかしワクチンを接種することで、その危険を減らすことができます。

加齢と免疫

２０２２年の厚生労働省の「人口動態統計」では、日本人の死因の第１位は悪性新生物（いわゆる癌《がん》）、第２位は心疾患（心筋梗塞や心不全など）、第３位は老衰、第４位は脳血管疾患（脳出

図表1　主な死因の構成割合（2022年）

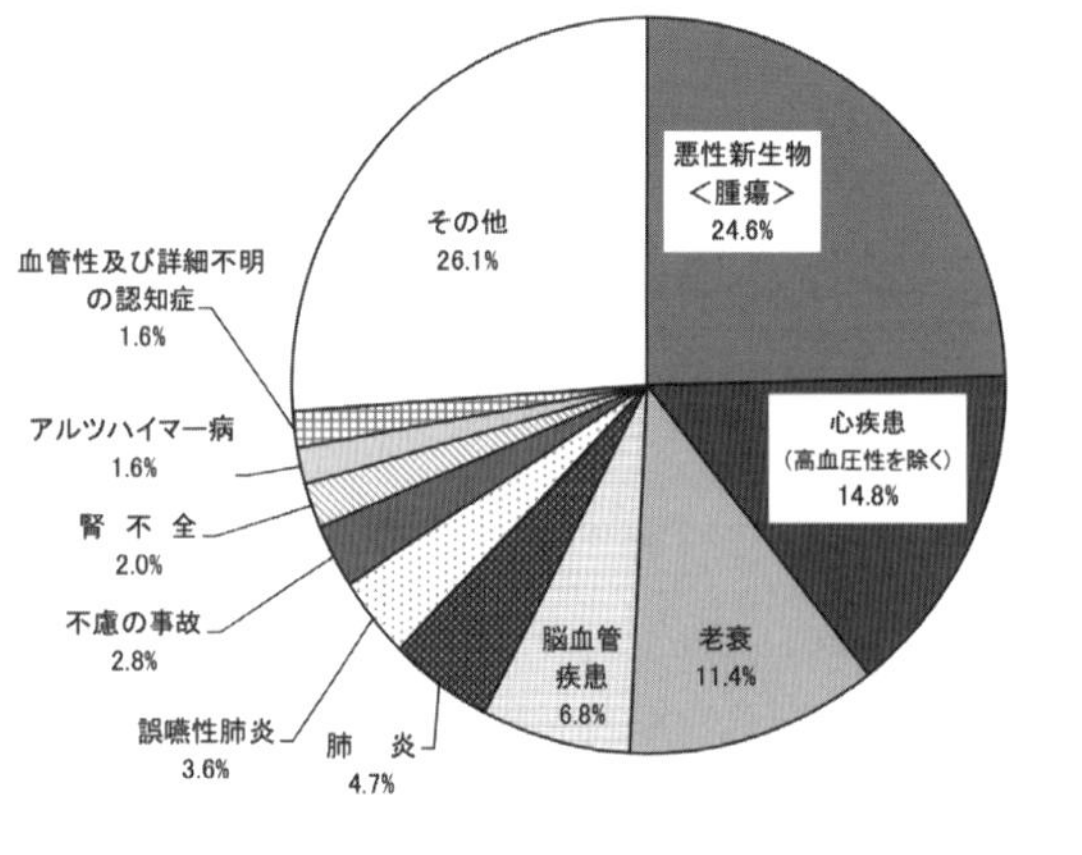

［令和4年(2022)人口動態統計月報年計（概数）の概況より］

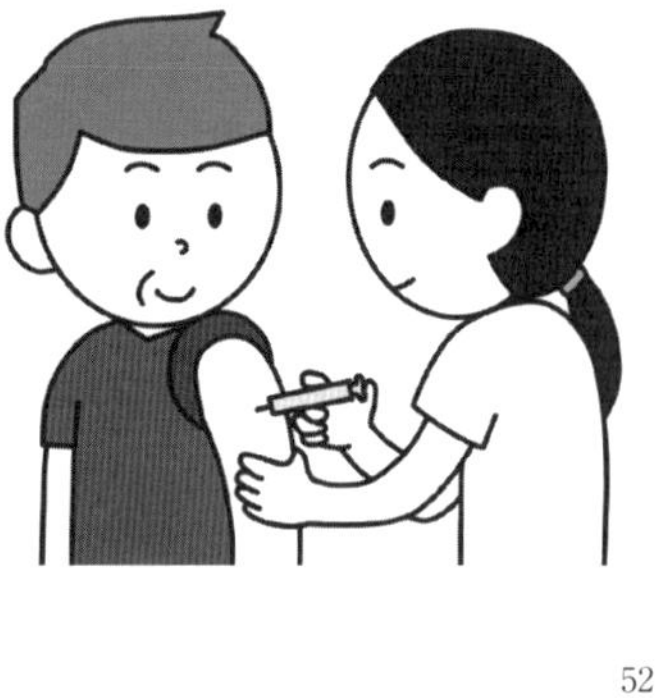

血、脳梗塞など）、そして第5位が肺炎、第6位が誤嚥性《ごえんせい》肺炎となっています（図表1）。これを性・年齢別に見てみると、死亡原因第1位の悪性新生物は男性は65～74歳、女性は55～64歳をピークに年齢が上がるほど減少し、その一方で肺炎、老衰が増加していることがわかります（図表2）。

感染に対する「免疫」には、胸腺と骨髄が関与しています。胸腺で作られるT細胞は脾臓《ひぞう》やリンパ節で成熟し、体内に入ってきた細菌やウイルスなどの外敵を察知する見張り番の役をしています。しかし加齢とともにT細胞の数は減少し、成熟しても外敵に対する反応性が低下します。一方骨髄は外敵に対抗するための武器（抗体）を産生するB細胞を作っていますが、これも加齢により数が減ったり産生する抗体の反応性が減ったりします。

これらの「免疫」力の低下がいわゆる「抵抗力が落ちた状態」で、感染症だけでなく動脈硬化や糖尿病などに関連しているといわれています。死亡原因第5位の肺炎、第6位の誤嚥性肺炎は感染症です。感染症にはワクチンで予防できるものがありますので、ワクチンで予防可能なシニア世代が気をつけるべき疾患を解説します。

図表2　性・年齢階級別にみた主な死因の構成割合（2022年）

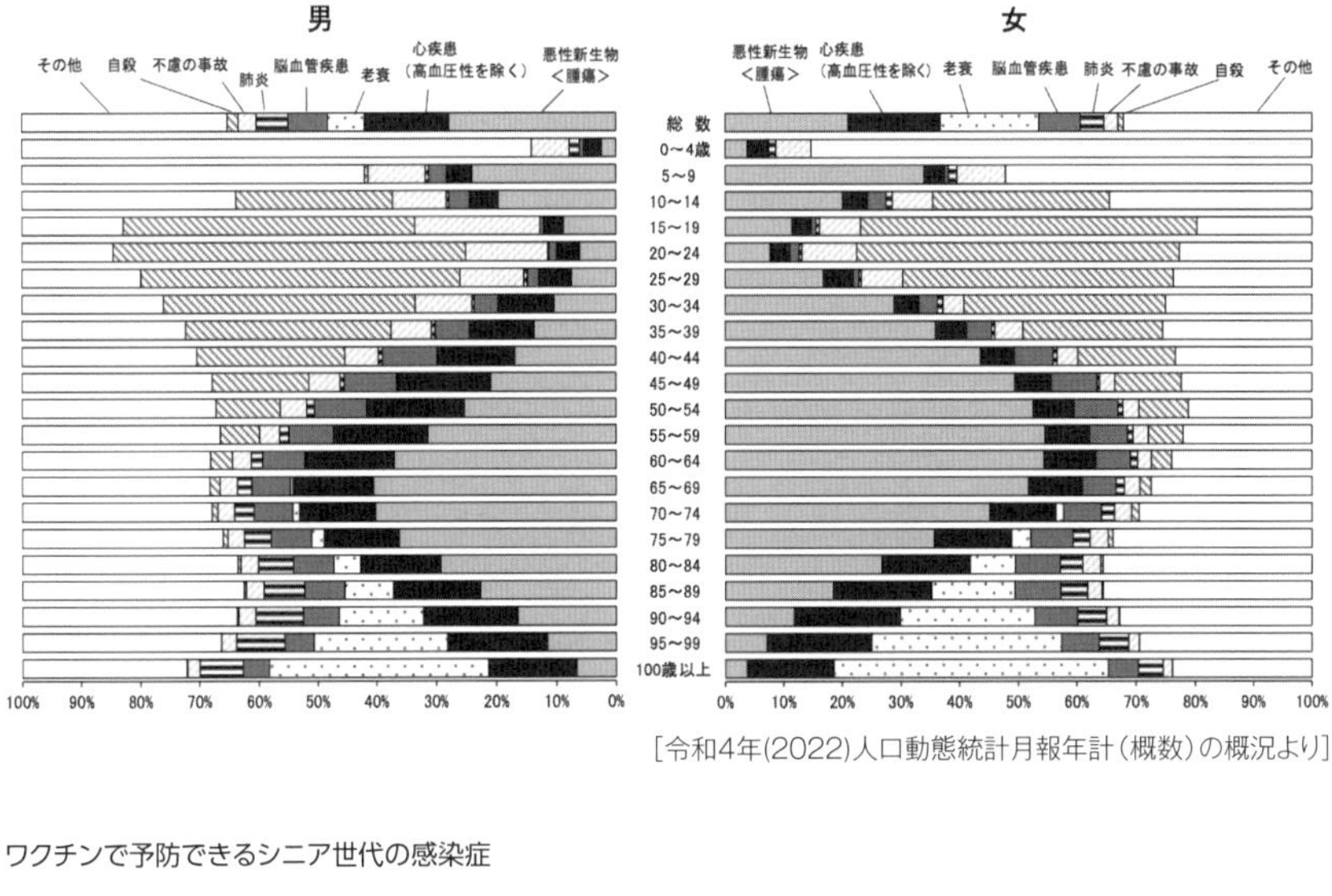

［令和4年(2022)人口動態統計月報年計（概数）の概況より］

ワクチンで予防できる病気

①細菌性肺炎

肺炎は発熱、咳、たんなどの症状が出る病気でいわゆる「かぜ」とよく似ていますが、「かぜ」とは全く異なる病気です。「かぜ」の病原体は主にウイルスで鼻やのどに炎症をおこしますが、肺炎は細菌が原因となることが多く肺胞という酸素の取り込みに直接関連する部位に炎症を起こします。そのため炎症が広がると酸素が取り込めなくなり呼吸が苦しくなります。前述のように肺炎は日本人の死亡原因の第5位で、そのうちおよそ98％が65歳以上の人です。

肺炎をおこす病原体には細菌、ウイルス、真菌（かび）、マイコプラズマなどがあり、成人の肺炎の1/4～1/3が肺炎球菌という細菌が原因となっています。肺炎球菌は成人の5～10％が鼻から喉に保菌しています。さらにこの菌は家庭内、施設など密接な接触のおこる環境で容易に伝搬します。

したがって肺炎球菌による肺炎の予防には口の中をきれいにすることと同時に感染しないようにする対策が必要です。その一つがワクチン接種で、国は2014年10月1日から肺炎球菌ワクチンを定期接種としました。※1 対象は65歳以上の人、もしくは60歳から65歳未満の人で厚生労働省が定義する障害をお持ちの人となっています。定期接種の肺炎球菌ワクチンには「ニューモバックスNP（23価肺炎球菌莢膜《きょうまく》ポリサッカライドワクチン）」が使用されます。成人用肺炎球

※1 2023年度までは該当する年度に65歳、70歳、75歳、80歳、85歳、90歳、95歳、100歳となる人と、60歳から65歳未満の人で、心臓、腎臓、呼吸器の機能に自己の身辺の日常生活活動が極度に制限される程度の障害やヒト免疫不全ウイルスによる免疫の機能に日常生活がほとんど不可能な程度の障害がある人、が対象となった。

菌ワクチンには公費助成がありますので、お住まいの自治体のホームページなどをご参照ください。

②インフルエンザ

インフルエンザは古くは流行性感冒（はやりかぜ）として、ヨーロッパでは紀元前412年から日本では平安時代から記録が残っている病気です。病原体であるインフルエンザウイルスが発見されたのは今から100年ほど前で、現在ではA型、B型、C型の3つのタイプが知られています。このうちA型は症状が重くなることがあります。

インフルエンザは何度も世界的な流行（パンデミック）を起こしてきました。特に被害が多かったのが1918年から翌年にかけて流行したA型（H1N1）のインフルエンザ（いわゆるスペイン風邪）で、世界中で4000万～5000万人の死者が出たといわれています。最近では2009年に新型のA型（H1N1）インフルエンザ、当時の呼び名で新型インフルエンザが流行しました（図表3）。この時日本はインフルエンザに対する治療薬を早い段階で使用することにより先進国の中でも特に被害が少なく済みました。

さてインフルエンザはCOVID−19の流行によりしばらくなりを潜めていましたが、最近になって再び流行が見られるようになりました。インフルエンザには細菌性肺炎や脳症、心筋炎などの合併症が知られています。特に細菌性肺炎や脳症は重症化すると命に関わります。

図表3　最近約100年間のインフルエンザの流行

	発生年	死者数	ウイルスの型
スペイン風邪	1918～1919年	4000～5000万人	A型（H1N1）
アジア風邪	1957～1958年	200万人	A型（H2N2）
ホンコン風邪	1968～1969年	100万人	A型（H3N2）
ソ連風邪	1977～1978年	データなし	A型（H1N1）
ブタインフルエンザ	2009～2010年	1.8万人	A型（新型H1N1）

ＣＯＶＩＤ－19流行前の厚生労働省の「人口動態統計」によりますと、２０１８年にインフルエンザに関連した死亡数は３３２５人でそのうち約85％が75歳以上の人でした。インフルエンザは飛沫感染および接触感染で広がっていきます。そのため人混みでのマスクの着用、帰宅後のうがいと手洗い、普段からの体調管理が重要ですが、ワクチン接種も加えてください。国内の研究で65歳以上の高齢者福祉施設の入所者の接種で発病を34～55％、死亡を82％抑えたという報告があります。成人のインフルエンザワクチンは定期接種になっていますので毎年定期的な接種をお勧めします。

③ＣＯＶＩＤ－19

ＣＯＶＩＤ－19は２０１９年に出現した新しいコロナウイルスによる感染症です。この感染症の世界的な広がり（パンデミック）により、クラスター、ＰＣＲ検査、変異、エクモ、不織布マスク、メッセンジャーＲＮＡワクチンなど、これまで聞いたことないような言葉が耳に馴染んだのではないでしょうか。みなさんもご存知の通り病原体となったコロナウイルスは当初の株からアルファ株、デルタ株、オミクロン株など変異を繰り返してきました。変異に伴い病原性が変化しデルタ株までの死亡率はおよそ２％でしたが、オミ

図表4　COVID-19罹患者のうち2023年5月7日までに報告のあった性別・年齢別重症者数

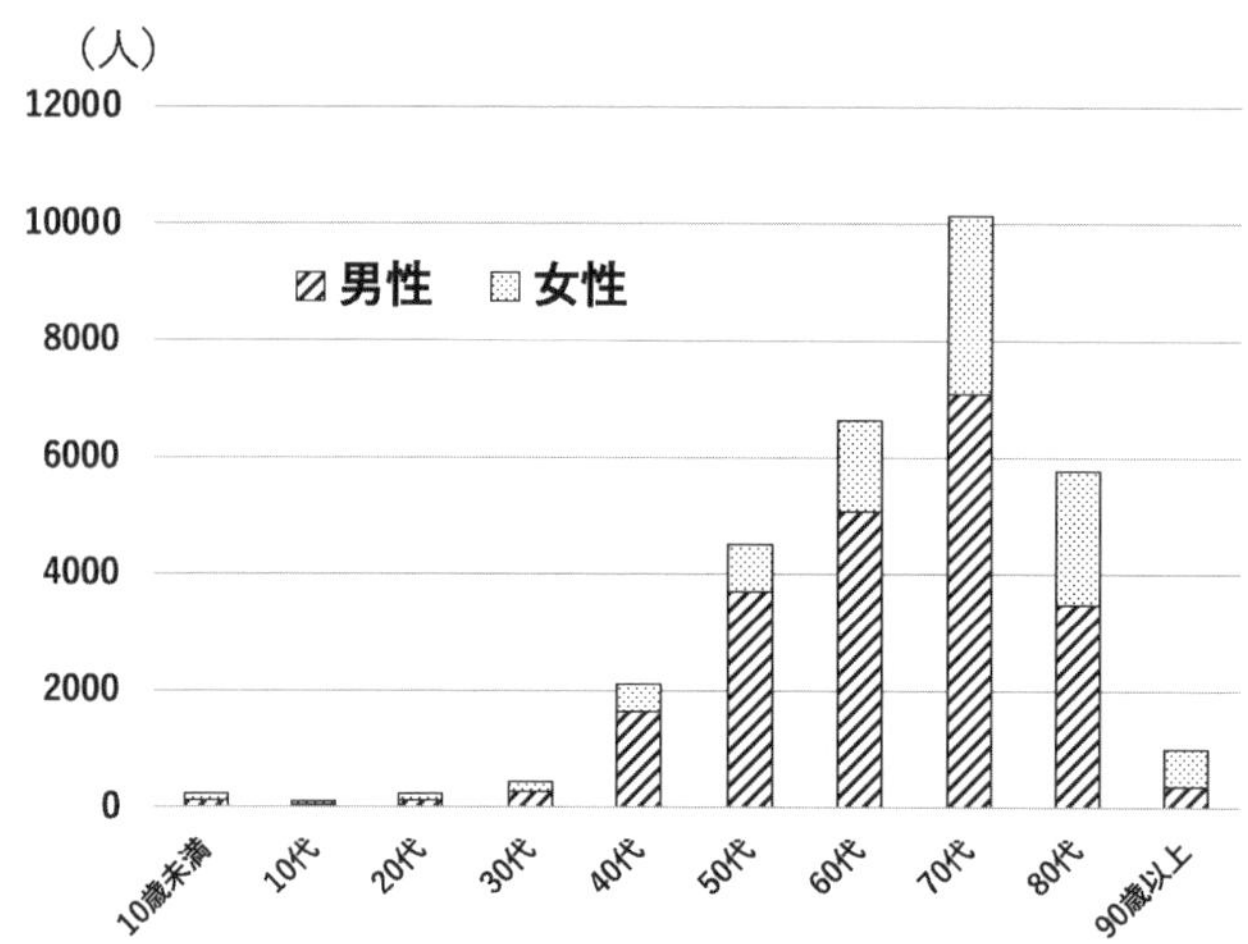

（厚生労働省のオープンデータをもとに作成）

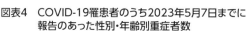

クロン株では0・2%まで低下しました。これにはオミクロン株になって病原性が弱くなったことに加えてワクチンが普及したこともその要因となっています。

ＣＯＶＩＤ―19のワクチンはメッセンジャーＲＮＡワクチンという新しい技術を応用してできました。流行当初ＷＨＯは1年半ぐらいでワクチンができるだろうと予想していましたが、この技術によりワクチンの開発は1年ほど短縮されました。しかしワクチンの効果が十分に期待されるものであることが徐々に明らかになってきた裏で、新たな技術ということもあり、多くのデマ[※2]がながれました。Vaccine hesitancy（ワクチン忌避）は世界的に問題となっていて、ＷＨＯは2019年の年初にグローバルヘルスに対する10[※3]の脅威の一つにこれを取り上げました。ＣＯＶＩＤ―19の入院患者さんのなかには、「息子がワクチンをうたせてくれなかったからだ」、と言いながら亡くなったかたもいらっしゃいました。

図表4は、ＣＯＶＩＤ―19罹患者の性別・年齢別重傷者数のグラフです。年齢や持病、生活環境を考慮しＣＯＶＩＤ―19にかかって重症化することを避けたい人はワクチン接種を検討してください。なおＣＯＶＩＤ―19のワクチンは2024年3月までは公費負担でしたが、以降は秋冬の定期接種となる予定になっています。

※2　「不妊になる」、「遺伝子が組み換えられる」、「心臓発作が起きる」、「ワクチンにはマイクロチップが組み込まれている」、「体が磁力を浴びて金属が貼り付く」、など

※3　1大気汚染と気候の変動、2生活習慣病、3インフルエンザの流行、4脆弱な社会基盤、5薬剤耐性、6エボラなどの高病原性微生物、7一次医療の不十分な整備、8ワクチンに対する抵抗、9デング熱、10HIV

④帯状疱疹

帯状疱疹は水痘・帯状疱疹ウイルスによる感染症です。感染といっても歳をとってから感染するわけではありません。幼少時に感染したウイルスは無症状か、も

しくは水痘（みずぼうそう）として発症し、その後長年神経の周辺に隠れていています。そして加齢とともに免疫力が低下すると帯状疱疹として発症します。症状としては水痘とおなじように赤みのある小さなみずぶくれが神経にそってたくさん出現し、痛み（神経痛）をともないます。病気の範囲が広い場合は、全身状態が悪くなり入院が必要となることがあります。またこの神経痛は皮膚の症状が治ったあとでも、後遺症として長年患うことになることがあります。

帯状疱疹は免疫に異常をきたす多くの疾患の合併症としても知られています。例えば白血病のような血液の癌では30～60倍、胃がんのような固形癌では12～22倍帯状疱疹にかかるリスクが高くなると報告されています。そのため帯状疱疹にかかった人は、どこかに癌が潜んでいる可能性を考慮してがん検診をお勧めします。

現在帯状疱疹のワクチンには1回皮下接種をする生ワクチンと、2回筋肉内接種をする不活化ワクチンの2種類があります。このワクチンは任意接種となっていて基本的には自費ですが、50歳以上の人には自治体が一部費用を負担する制度がありますので、お住まいの市町村にお問い合わせください。

ワクチン接種に関する注意点

①ワクチンの副反応について

ワクチン接種では発熱、接種部位の発赤や腫れ・しこり、発疹などが高い頻度で起きることがありますが、通常数日以内に軽快します。しかしまれに脳炎や神経障害などの重い副反応が出ることがあります。今回ご紹介した成人の肺炎、インフルエンザ、COVID―19のワクチンは定期接種となっていて、「予防接種法健康被害救済制度」の対象となります。また、任意予防接種となっている帯状疱疹のワクチンでも副反応による健康被害が任意予防接種を受けたことによるものであると認定された場合は、「医薬品副作用被害救済制度」の対象となります。

②ワクチンの接種間隔について

複数のワクチンを接種するときには、同時に接種できない場合があります。例えばCOVID―19のワクチンはインフルエンザワクチンとの同時接種は可能ですが、他のワクチンを接種する場合は2週間以上の間隔を開ける必要があります。また帯状疱疹の1回接種のワクチンのように、生ワクチンの場合は次の生ワクチンの接種まで4週間以上あける必要があります。

おわりに

ワクチン接種はどの時期に、どのワクチンを、どのように接種するか、判断が難しいことがあるかもしれません。しかしこれらのワクチンは、シニア世代が健康に暮らすための強力な武器になります。疑問に思うことがあれば、かかりつけ医に相談しながら感染対策の一助としてください。

慢性炎症を標的として健康寿命を延ばす

東京大学医科学研究所　所長　中西　真

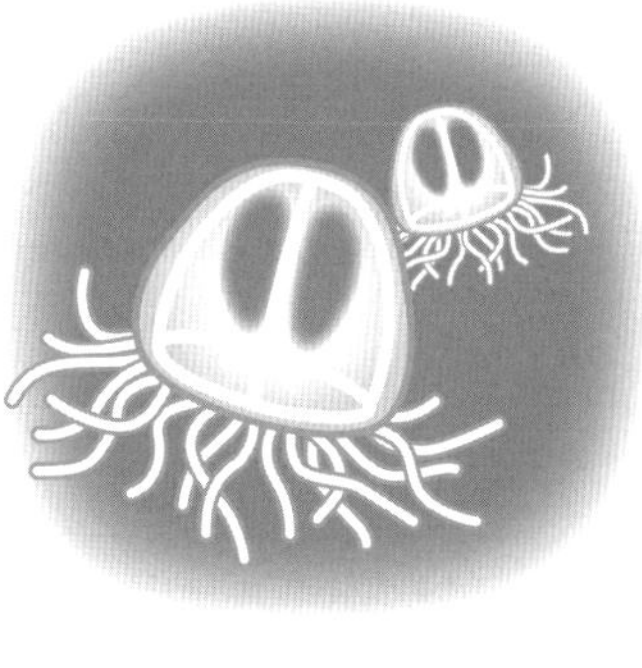

日本は超高齢社会を迎え、現在の平均寿命は女性で87歳、男性も80歳を超えるほどです。近年の平均寿命の延伸はめざましく、今から70年ほど前の平均寿命は男女ともに60歳程度であったことを考えると隔世の感があります。また老化の速度自体も遅くなってきており、漫画『サザエさん』の磯野波平さんの年齢が54歳と聞くと、当時の高齢者像と現代とでは大きな隔たりがあることがわかります。

このように大きく変わりつつある老化現象とは、一体どのようなものなのでしょうか?

慢性炎症と老化の関わり

近年、老化現象が生体内のあちらこちらの臓器に生じる微小な慢性炎症により引き起こされることがわかってきました。慢性炎症というとあまり馴染みのない言葉かもしれませんが、肺炎などの急性の炎症と異なり、長期間にわたり弱い炎症が続くようなものを想定していただければと思います。例えば急性炎症の代表である肺炎が生じると肺の機能が低下し、呼吸状態が悪くなります。同様に慢性炎症も急性炎症ほど激烈な機能の低下ではありませんが、時間をかけて徐々に臓器の機能が悪くなる、これが老化現象であるという考え方です。

このような慢性炎症が体のさまざまな場所に起こると、機能が低下するのみならず、がんや動脈硬化、認知症や骨粗鬆症などの老化に伴う病気が起こりやすくなり、結果として高齢者が病気にかかりやすくなるといった現象が生じます。ヒトの病気の多くは老化に伴って生じることから、老化を制御する、すなわち慢性炎症を抑えてやれば病気を予防できるのではないかと期待されています。

老化しない生物

それでは老化という現象は全ての生物に同様に起こるものでしょうか？　長い間、老化という現象は自然の摂理というか、時間の経過により引き起こされる避け難い消耗と捉えられてきました。もちろん物理的な消耗の要素は少なからずあると思われますが、もし消耗が老化の本体とすれば多くの生物も同じように老化していくはずだと思われていました。ところが最近の研究から、比較的多くの生物が老化しないか、非常に老化速度が遅いことがわかってきました。

異なる生物の老化速度を測るのは一見非常に困難に思えます。例えばネズミや犬、鳥やカエルなどがヒトと同じように白髪になったり、皮膚にシワができたりするかどうか、またそれらが年齢によるものかどうかよくわかりません。

それではどのような手法で異なる生物の老化速度を測ったのでしょうか？　老化は時間の経過と共に生じる衰退現象であることは間違いありません。生物は衰退すると死亡率が上がると予想されます。従ってさまざまな生物の死亡率を年齢別に調べればどの程度老化が進んでいくのかがわかります。例えばヒトはもちろん老化することがよくわかっています。ヒトの死亡率を年齢別に見ていくと、50歳前後を境に急激に増加することがわかりました。また一人当たりの医療費も50歳前後を境に増えますので、現代人は50歳前後を境に老化が進むと考えられます。興味深いことに、コロナ肺炎の罹患率は20～30代の若者の方が高いのですが、死亡率はやはり50歳前後を境に急激に増加します。ヒトではこのように50歳という年代が一つの大きなターニングポイントと考えられます。

このような解析を他の生物で行うと、ヒトと同様に加齢に伴い死亡率の増加する生物が数多くいることがわかりました。例えばネズミや犬、シャチといったさまざまな生物の死亡率は加齢に伴い増加します。ところが驚くことに、加齢しても全く死亡率が上がらない生物も自然界には多くいることがわかってきました。例えばカメやワニ、トカゲ、あるいはネズミの仲間であるハダカデバネズミなどは加齢に伴いほとんど死亡率が増加しません。先ほど、死亡率の増加が老化の進行と相関するというお話をしましたので、それではこれらの生物は老化しないのか？　ということになります。これに関してカメを用いた大掛かりな研究が行われました。その結果、カメを非常に良い環境下で飼育すると老化の表現がほとんど見られない、すなわち老化しない生物であることがわかりました。またハダカデバネズミなども老化が見られないことも明らかになりました。一方、ヒトは生物間の寿命を合わせた場合、最も早く死亡率が増加する、すなわち老化が最も早い生物の一つであることもわかりました（図表1）。

これらの発見は、老化は全ての生物に起こるわけでなく、生命現象にとり必要不可欠なものでないことを意味しています。すなわち老化は制御可能であることを示唆しています。また興味深いことに、老化しない生物は歳を取っても体の中に慢性炎症がほとんど起こっていないこともわかってきました。

不老不死の生物はいるのか？

ヒトには残念ながら最大寿命があることが示されました。２０００年代ぐらいまでは最大寿命の方の年齢は右肩上がりで、このままいけば人間の最大寿命はどこまで延びるのかわからない状況でしたが、２０００年代を越えてからは最大寿命の方の年齢が下がってきました。その結果、人間の最大寿命は１２０歳前後であると推測されます。これまで人類で最も長寿に生きた方はわかっている限りではフランスのジャンヌ・カルマンさんという女性で、１２２年１６４日生きたことがわかっています。このように、生物はそれぞれが持つ固有の最大寿命があります。例えば老化の表現をほとんど示さないカメやハダカデバネズミも、それぞれ固有の最大寿命があります。

図表1　加齢に伴い死亡率が増加する生物としない生物

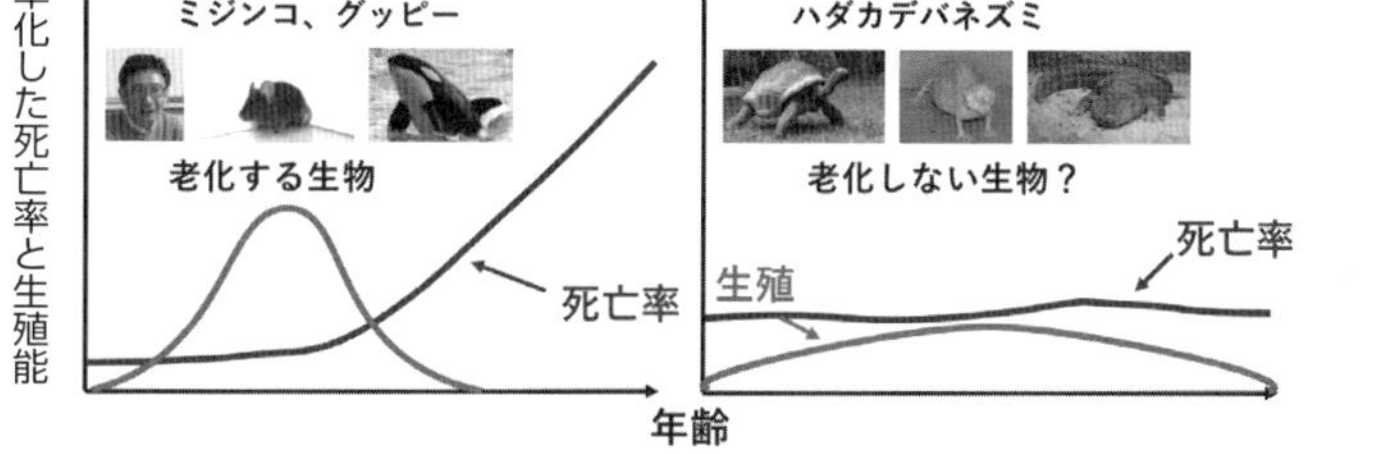

それでは不老不死の生物はいるのでしょうか？　実は不老不死の生物がいることが既にわかっています。クラゲの仲間のヒドラという刺胞動物は、１つの個体が大体１４００年は生きると言われています。１４００年の寿命といえばほとんど不老不死と言っても過言ではありません。また同じクラゲの仲間でベニクラゲは１つの個体と考えた場合、体の形を変えながら不老不死であることがわかっています。なぜこれらの生物は不老不死なのでしょうか？　現在これらの生物をバラバラにして一つひとつの細胞を解析することで、不老不死の仕組みを明らかにする研究が進められています。近い将来、もしかしたら人間の最大寿命も延ばすことが可能になるかもしれません。

健康寿命を延ばすには

それでは具体的に老化に介入する方法や技術について見ていきましょう。現在の日本人は平均寿命と健康寿命の間には10年近い差があります。健康寿命とは「健康上の問題で日常生活が制限されることなく生活できる期間」のことで、平均寿命と健康寿命との差は健康でない期間と考えられます。すなわち日本人の多くは寿命の最後10年間は何らかの医療や介護を必要とするということになります。現在日本を含めて欧米諸国を中心に、この平均寿命と健康寿命の差を限りなくゼロに近づける研究が進められています。

その試みの一つとして、食事とりわけカロリー制限が健康寿命を延伸する報告がなされています。マウスなどの齧歯《げっし》類からサルなどの霊長類まで、カロリーを自由摂食の70~80%程度に制限すると、健康寿命が延びることが示されました。ただし気をつけていただきたいことは、カロリーを制限しすぎると逆に寿命を縮めることになりますので、あくまでこれらは動物を用いた実験での話として理解していただければと思います。ただし昔から日本のことわざに腹八分目とありますが、これはまさに的を射た言葉と考えられ、昔の人は健康長寿で生きる術を知っていたのかも知れません。

最後に最近の健康寿命を延ばす研究について簡単にご紹介します。先ほど老化は生体内に生じる慢性炎症がその原因の一つであると述べました。この慢性炎症は、加齢に伴って生じる老化細胞などが炎症を引き起こす物質を分泌することが原因の一つであると考えられています。高齢者になると、この老化細胞などの炎症を起こす細胞が蓄積することで慢性炎症が生じると考えられます。

近年、この炎症を引き起こす細胞を生体内から取り除く技術の開発が世界中で進められています。細胞を体から取り除いていいのかと言った疑問がありますが、どうもこの炎症を起こす細胞は高齢者の細胞全体の数%~10%程度しかないのではと考えられているため、取り除いても問題がないと見られています。実際マウスでの研究ですが、老齢マウスからこの炎症を引き起こす細胞を取り除いたところ、老化現象が改善し、がんや認知症、さらには動脈硬化などの老年病の発症が減少することがわかりました。

またどうしてこれら炎症を引き起こす細胞が加齢に伴い蓄積するかについても

研究が進んでいます。やはりマウスでの研究ですが、薬物を用いて炎症を引き起こす細胞を免疫の力で蓄積しないようにすると老化に伴う現象が改善されました。これらの結果から、ヒトにおいても炎症を引き起こす細胞を除いたり、蓄積しないようにすればもしかしたら老化を改善したり、予防できるようになるかもしれません。

おわりに

最近のさまざまな研究から、これまで自然の摂理で介入できないと考えられていた老化が、生活習慣などを含めた対応により介入できる可能性が示されつつあります。多くの高齢者にとり健康長寿は一つの夢であると思います。健康な高齢者が増えれば日本全体として見た時に、医療費の大幅な削減や社会構造そのものが大きく変化することが予想されます。健康な高齢者が働き手の一部を担い、生活を楽しみ、活力ある人生を送るための社会を築き上げてこそ、健康寿命を延伸する意味があると考えます。医療のみならず、政治や社会も健康寿命に合わせて変化する必要性が迫られています。

コラム
Column
3

みらい光生病院って どんな病院？ ～特長をご紹介～

①外来を充実させ、小児※から高齢者までを治療しています（※小児対応は皮膚科、整形外科のみ）

脳神経内科では、認知症の診断に力を入れています。脳の器質的な疾患がないかMRIで鑑別診断が可能で、日本神経学会認定神経内科専門医が在籍しており、外来診察を毎日行っています。名古屋市のもの忘れ検診に係る精密検査実施医療機関として登録もされていますので、認知症の疑いがあれば、気兼ねなくご相談ください。

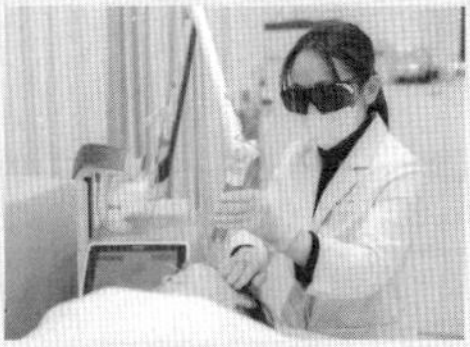
レーザー治療の様子（イメージ）

皮膚科では、赤ちゃんから高齢者まで、あらゆる年代の疾患を扱っています。日本皮膚科学会認定皮膚科専門医・日本レーザー医学会認定レーザー専門医が在籍し、あざや赤ら顔の治療に力を入れています。難治性アトピー性皮膚炎や円形脱毛症、尋常性白斑に、紫外線治療、生物学的製剤、JAK阻害剤の治療も可能です。また、皮膚腫瘍に関する手術を行っており、入院が必要な大きい腫瘍は名古屋市立大学病院と連携しています。気になる方は一度受診してみてください。

②嚥下障害の診断・治療に多職種で取り組んでいます

外来通院でサルコペニア、オーラルフレイルの予防を目指す嚥下リハビリテーションプログラムがあります。問診や検査を通して多職種チームで多角的な嚥下評価を行い、リハビリテーション・生活改善指導・栄養指導などを行うものです。検査には嚥下内視鏡検査、口腔機能検査等があり、嚥下内視鏡検査は、内視鏡を鼻から挿入したまま水分や食べ物を飲み込んでもらい、嚥下の状態を評価する検査です。嚥下造影検査は、造影剤を飲み込んでもらい、食べ物の流れや咽頭部の動きを見る検査です。また、言語聴覚士による嚥下訓練、理学療法士による運動訓練、歯科衛生士による口腔ケアやブラッシング指導、管理栄養士による食事栄養指導を行っています。

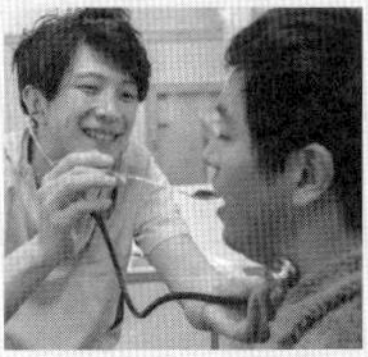
食べ物の流れや咽頭部の動きを見る検査の様子（イメージ）

むせる症状がある方は、嚥下機能が落ちている可能性が高く、食欲が落ちてきた方にも嚥下の問題が隠れているかもしれません。高齢になるほど回復が難しくなるので、早めに訓練を始められるよう、お気軽にご相談ください。

名古屋市立大学医学部附属
みらい光生病院
〒465-8650名古屋市名東区勢子坊二丁目1501番地
電話番号052-704-2345
その他病院の詳細は巻末ページをご覧ください

いかに健康寿命をのばすか
～最新のリハビリテーション医療

医学研究科リハビリテーション医学　みらい光生病院　教授　植木　美乃

日本では2025年の総人口では4人に1人が75歳以上の後期高齢者である超高齢社会となることが予想されています。従って高齢者の心身機能維持は、日本国家にとって最重要課題となっています。高齢者は種々の臓器疾患を多発し心身機能が低下することが知られており、また疾病の医学的管理とともに心身機能の評価や適切な支援が高齢者の日常生活の自立に必須となります。

高齢者の脱調節状態（デコンディショニング）

老化の過程において長期臥床《がしょう》や不動による全身の脱調節状態、体力の低下によって本来の自分の体の働きが発揮できない状態をデコンディショニングと呼んでおり、それを放置することで二次的な退行現象としての廃用症候群を引き起こします。1987年にBergerらが運動―加齢連鎖という概念を提唱しています（図表1）。加齢により運動不足となると筋肉量が低下し消費エネルギー量が低下し、

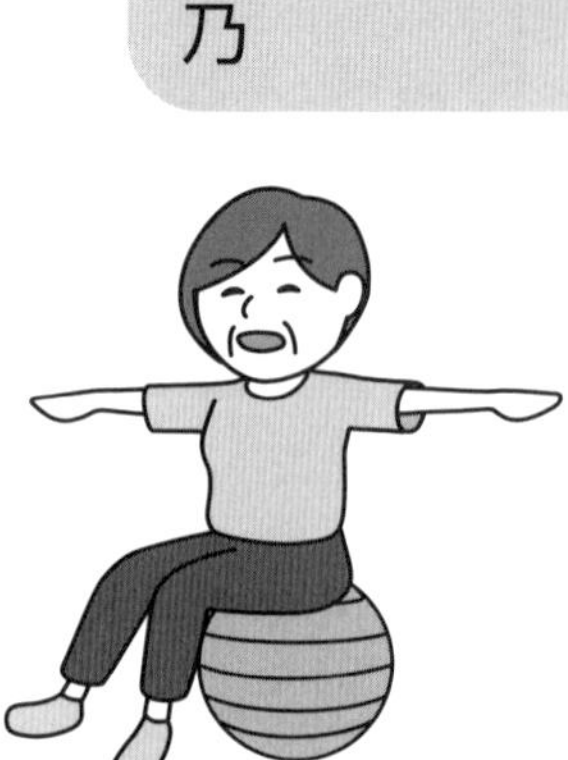

身体活動の低下を引き起こします。これにより不安や自己効力の低下が発生し、社会的心理的加齢が起こりさらなる身体活動の減少を引き起こします。最終的に病気や老年症候群が発生し、身体の崩壊が起こります。身体の崩壊によりさらなる加齢や運動不足の負の連鎖に入ってしまいます。

この負の連鎖を起こさないための最初のキーポイントは、運動不足をいかに解消するかということによります。すなわち運動不足の予防や身体活動を増加させることが、老年症候群発生の負の連鎖に陥らないための鍵となると言っても過言ではありません。

高齢者の運動不足予防によるデコンディショニング対策として、自宅での自主訓練の有用性が示されています。海外の報告では1年以内に転倒歴がある70歳以上の高齢者に対して、通常の体操を行った群（対照群）とバランスや筋力トレーニングの自宅訓練を指導して実施した群（自主リハビリ群）に分けて1年間自宅での訓練を実施し、その間の転倒発生率の違いを調べました。その結果、自主リハビリ群は対照群と比較して、転倒発生率が優位に低下し転倒を予防することが明らかとなりました。さらに自主リハビリ群は、2回以上と何度も転倒する回数も有意に低下させることが明らかとなりました。このようにきちんと指導を行った自宅での自主リハビリにより転倒回数を減少させ、身体機能の向上や健康増進につながることが期待されています。

図表1

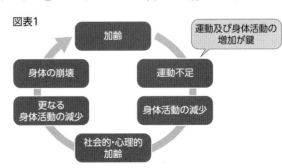

サルコペニアとは？

近年、筋肉量低下に関連したデコンディショニングであるサルコペニアという概念が提唱され、その重要性がリハビリテーション領域でも指摘されています。サルコペニアとは骨格筋量の加齢に伴う低下に加えて筋力及び身体機能が低下するものです。このサルコペニアやフレイル、ロコモティブシンドロームを放っておくと、要介護状態すなわち寝たきりを引き起こす原因に発展するため、これらは高齢者医療において重要な概念となっています。

サルコペニアの実用的定義として身体的な障害や生活の質の低下、および死などの有害な転機リスクを伴うものであり、進行性及び全身性の骨格筋量や骨格筋力の低下を特徴とする症候群と定義されています。アジアサルコペニアワーキンググループによる２０１９年に提唱された診断基準では、筋力が握力だと男性28キロ未満、女性18キロ未満となっています。また身体機能として5回の椅子の立ち上がりテストが12秒以上かかる場合はサルコペニアの可能性が出てくるため、一度受診をすることをお勧めします。また、横断歩道を渡るときに信号が青から黄色に変わるまでに渡り切れない場合は、歩行速度が落ちているためこちらも要注意です。

サルコペニアは食事や運動による生活習慣の改善で回復することが可能であるため、診断をすることは非常に有用です。簡単にサルコペニアを自己チェックできるテストとして、東京大学高齢社会総合研究機構が２０１４年に報告している指輪っかテストがあります（図表２）。両手の親指と人差し指で輪っかを作って、利き足ではない方のふくらはぎの１番太い部分を力を入れずに軽くつかみます。ちょうどつかめる場合やつかめない場合は問題ないですが、輪っかに隙間ができる場合はサルコペニアの可能性が高いと判断します。

　サルコペニアには運動療法と食事療法が重要になります。まずサルコペニアの運動療法について説明します。もともと中年代20～50歳の頃に運動習慣があると、サルコペニアが発症しにくいと言われています。65歳～84歳の日本人高齢者の5年間の観察研究で、加速度計を用いて一日の歩数と活動量を計測したところ、活動量が多い人はサルコペニアの発症が有意に低かったことがわかっています。また、サルコペニアを有する人への運動療法を行うことで、四肢の骨格筋肉量が増加し、膝を伸ばす筋力が向上し、歩行速度も速くなることがわかっており、運動が推奨されています。サルコペニアガイドラインでは、サルコペニアを有する人へのレジスタンストレーニングを含む包括的運動介入と、栄養療法による複合介入が有用であることが示されています。運動療法では有酸素運動や特にレジスタンス運動、筋力トレーニング、腕立て伏せ、スクワットなどやバランス運動、ステップ運動が効果的です。最近では様々な運動訓練を支援する市民講座、スポーツセンターや民間のスポーツジムがあるので活用するとよいでしょう。

　サルコペニアに対する栄養療法とは、どのようなものでしょうか。サルコペニアの栄養療法としては、タンパク質の摂取が最も重要となります。タンパク質の

図表2

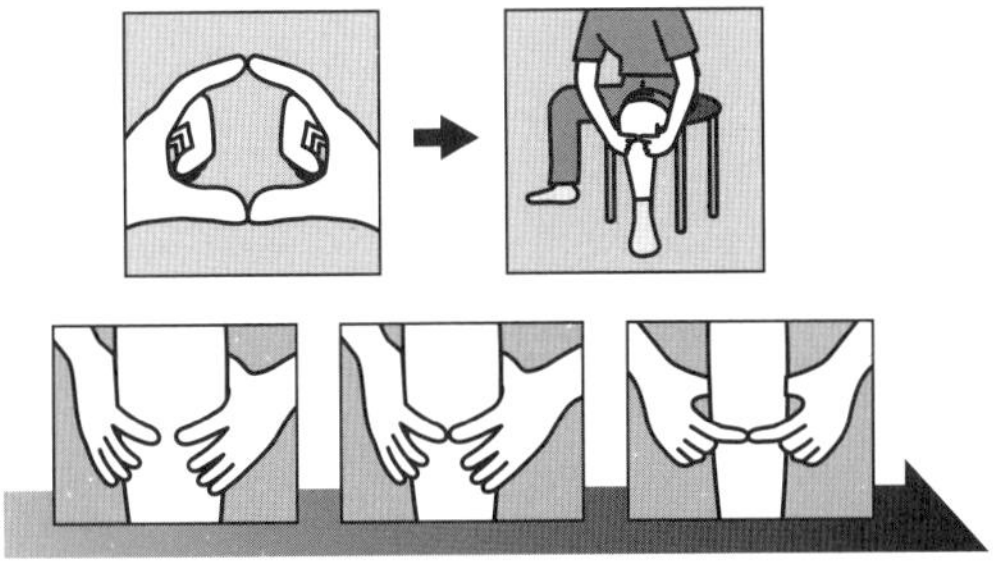

（厚生労働科学研究成果データベース　虚弱･サルコペニアモデルを踏まえた高齢者食生活支援の枠組みと包括的介護予防プログラムの考案および検証を目的とした調査研究　研究報告書より作成）

必要量は成人では1日あたり体重1㎏あたり0・8～1gと言われていますが、高齢者では1・0～1・2g、リハビリテーションを行っている患者ではさらに必要量が増加し、1・2～1・5g必要であると報告されており、タンパク質摂取が重要となります。また高齢者のビタミンD摂取量と筋肉量の関係を示した論文では、ビタミンDの摂取量が1日あたり15㎍以上を摂取している人は、摂取量が少ない人と比較して上肢の筋肉の断面積が有意に大きいことが報告されています。したがってタンパク質と同様にビタミンDの摂取も筋肉量を増加させるため摂取が重要となります。ビタミンDを多く含む食べ物には椎茸類や卵類やマグロ、ブリ、鮭などの魚類があります。また紫外線が重要ですので、お天気の良い日は外気に触れて散歩することをお勧めします。

サルコペニアと疾病

では、サルコペニアを放っておくと、どうしていけないのか。これは先ほどの老年症候群や疾病の発生を引き起こす原因となるためです。また、例えば認知症によって活動量が落ちることで、サルコペニアを合併しやすくなる要素もあります。

サルコペニアを併発しやすい疾患として循環器疾患である慢性心不全、摂食嚥《えん》下《げ》障害、糖尿病、肥満症、慢性閉塞性肺疾患、慢性腎臓病が挙げられます。例えば高齢心不全患者数の増加が知られており、慢性心不全では何度も急性増悪を繰り返すことがあります。この心不全患者の再発や再入院の主な原因として、疾病管理が自分でできない管理不十分な状態、薬が正しく服用できないアドヒアランスの不良が指摘されていると同時に、長期予後の規定因子としてサルコペニアが挙げられています。

このような高齢心不全患者では全身的な疾病管理やサルコペニアを予防する運動・栄養を含めた包括的介入が必須となります。最近ではこの運動療法を含めた定期的な多職種チームによる観察指導管理を受けることができる外来での心臓リハビリテーションが、セルフケア生活習慣改善指導を受ける理想的な場であることが指摘されています。名古屋市立大学病院や名古屋市立大学医学部附属みらい光生病院でも心不全パンデミックの到来に備え、外来心臓リハビリテーションを実施しています。我々のデータでは、やる気やうつ症状などの精神症状も改善させることが示唆されています。

このように外来心臓リハビリテーションを実施することで、心不全の再発予防や生命予防の改善につながると同時に、運動・栄養指導や薬剤に対する理解を深めることで、疾病に対する理解が深まり自己管理能力が高まり、それが最終的には個々人のＡＤＬやＱＯＬの改善につながります。これは一例ですが、サルコペニアに合併する疾病に運動療法を含めた包括的治療を行うことは、今後の疾病管理や高齢者の心身機能維持に非常に重要となります。

先進リハビリテーション

ここまでは、いかにデコンディショニングやサルコペニアを予防するかに関して説明しました。では、疾病により心身機能が低下した場合には、どのようなリハビリテーションを実施するのでしょうか？　無論、疾患によりリハビリテーションの内容は異なりますが、近年、様々な先進機器を併用することにより、以前であれば機能回復が困難であった患者でも、ある程度の機能回復が可能となってきました。例えばこれまでであれば上肢の麻痺により、手が使用できない状態であった患者に、先進機器を用いたリハビリテーションを実施することで日常生活である程度手を使うことができるようになることがあります。それだけではなく、障害がある場合にも、例えばコミュニケーションツールを用いることによって、他者とコミュニケーションをとることが可能となったり、社会とつながることが可能となってきています。

特にポストコロナ社会となり、さらにこの傾向は強くなってきていると感じます。社会の情報化により疾病による機能障害をある程度、先進機器や情報システムが補うような時代が来ており、リハビリテーションが単に患者の運動訓練を指導するだけでなく、新たなステージに入っていると考えられます。ここでは先進リハビリテーションのうちで、ニューロモジュレーション、ロボット、ブレインマシンインターフェース（Brain machine interface: BMI）の解説をします。

ニューロモジュレーションとは、日本語で言うと神経調整という意味で、脳神経系を外部から電気的に刺激し活動を調整するというものです。例えば脳血管障害や神経疾患では、脳神経系の神経活動が悪くなることで運動機能障害や高次脳機能障害を引き起こします。脳神経系の神経活動を活性化するためには、まずはリハビリテーションで悪くなっている部分に対して適切な訓練・練習を行うことで、神経活動を活性化させます。これまではそこで終了として、更なる脳神経系の神経活動を活性化するためには、脳神経外科の手術で脳深部に電極を埋め込んで神経活動を刺激するような方法がとられていました（主にパーキンソン病）。近年では、経頭蓋《けいずがい》磁気刺激や電気刺激などのように、磁場や電場を用いて非侵襲的に頭蓋外から脳内の神経活動を活性化することが可能となり、リハビリテーションと併用されています。

例えば、我々はパーキンソン病に伴う歩行障害の新しい治療法として、患者個々人の歩行リズムに合わせた神経調整を電気刺激で行うことにより、歩行スピードや歩幅が改善し左右のバランスも良くなることを報告しました（図表3）。患者の歩行パターンに合わせ頭皮上から電気刺激を行いながら歩行訓練を20～30分程度、週2回で合計10回程度実施します。こちらは従来の脳内に電極を埋め込んで刺激をする方法と比較して効果は劣りますが、体への負担が小さく、繰り返し行うことも可能で、新たな治療選択肢の一つとして提供しています。現在は

図表3

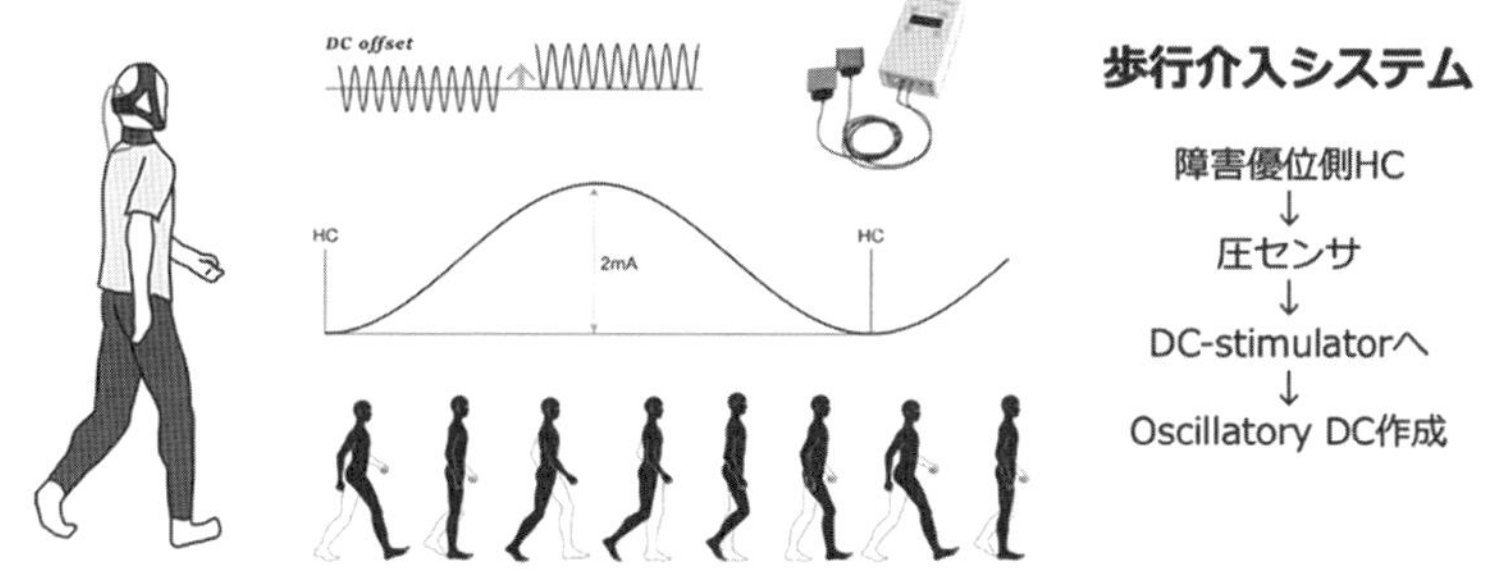

経頭蓋電気刺激（tES）歩行条件では、ピーク2mAの電流を歩行周期に合わせて実施した。電気刺激は、4分間の自力歩行中に対象側の踵が床接触した時点で刺激を開始した。刺激部位は小脳とし、陽極は後頭隆起から左右3cmの位置に設置、陰極は陽極と反対側の頸部に設置した。

パーキンソン病だけでなく脊髄小脳変性症などの小脳失調疾患患者へも同様の歩行リハビリテーションを実施しています。

次にロボットリハビリテーションの中で、ロボットスーツＨＡＬ（Hybrid assistive limb）の説明をします。ロボットスーツＨＡＬを用いると、神経疾患患者の運動機能が改善されることがわかっています。ＨＡＬは、インタラクティブバイオフィードバック仮説と呼ばれる機能回復システムを原理としており、脳から脊髄を通じて四肢筋肉に伝わった生体電位信号を用いて人間の関節の動きをロボットスーツが補助することで、スムースな歩行や関節運動が可能となります。このような人の脳神経系とロボットとの間で双方向性のバイオフィードバックがかかることにより、脳や神経疾患の患者の機能回復を誘導することが報告されています。例えば、脊髄性筋萎縮症という神経難病の患者さんが、ＨＡＬを用いた歩行訓練を実施することでスムースな歩行が可能となったり、脳卒中で2回倒れ歩行獲得は困難と診断された片麻痺の女性が、ＨＡＬを適用することによって再び歩行が可能になったと報告されています。現在、ＨＡＬを用いた歩行リハビリテーションは、一部の神経難病で保険適用となっています。対象疾患は筋萎縮性側索硬化症、脊髄性筋萎縮症、筋ジストロフィー、遺伝性痙性対麻痺などの神経筋疾患が主な対象疾患となっています。

ＨＡＬ以外のロボットリハビリテーションとして、主に脳卒中患者の上肢麻痺に使用するブレインマシンインターフェースという治療があります。脳卒中により重度の上肢麻痺となった患者は、運動をしようとしても筋肉にその指令が伝達できない状態になっています。ブレインマシンインターフェイスを用いた上肢リハビリテーションは、脳波の技術とロボットの技術を融合した先進医療となります。まず患者が上肢を動かそうとしたときの脳活動を脳波を用いて運動を司る脳領域から検出し、同時に麻痺した手に装着したロボットにＡＩプログラムを用いて脳波情報を伝達し、ロボットを動かすことで手を動かします（図表４）。それによって脳と手指をつなぐ神経回路の再構築を促します。使えない自身の脳内の神経回路を使用せず、脳の情報を直接ロボットに送り手を動かす訓練を繰り返すことで、自身の脳神経内の新たな神経回路を用いて自分の手を動かすことが可能となっていきます。

このようにニューロモジュレーション、ロボットやブレインマシンインターフェースのような新たな機器を用いることで、以前であれば重度の麻痺や機能障害により機能回復が見込めなかった患者も、今まででは予想できなかったレベルの機能回復をさせることが可能となっています。

社会とつながり、いかに幸福に生きるか

リハビリテーションの究極の目標は、個人がいかに幸福に生きるかということに回帰するのではないかと考えています。本稿ではどのよ

図表4

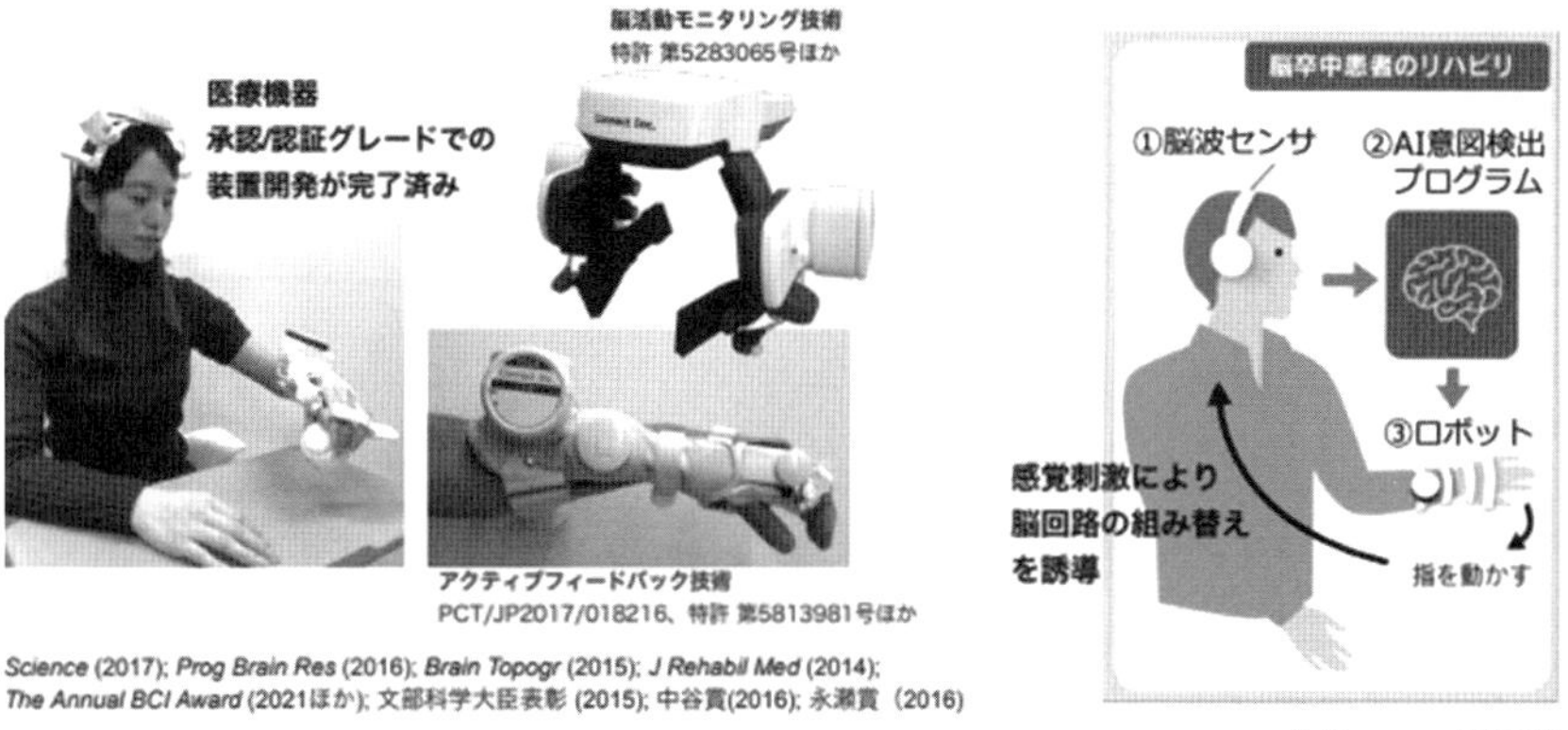

（Lifescape社提供）

うにして心身の脱調節状態を予防し、またいったん疾患による機能障害に陥ったとしても、先進のリハビリテーションにより新たなステージの機能回復が期待できることを述べてきました。健康寿命は人間の幸福と関連しているため、健康寿命を延ばすことは重要ですが、加齢を逆行させることと同義では決してありません。予防医療や先進医療は加齢や障害を否定することではなく、現在の個人の心身機能を根拠に基づく正しい医療を用いて最大限に引き出すことで、社会とつながり幸福を感じて生きることができるかということに集約できると思います。先進リハビリテーションの項目で説明したブレインマシンインターフェースを例に挙げると、生まれながらの障害や後天的な事故・疾病による障害により自分の意志で手が動かなくなってしまった人も、自身の脳活動をうまく操ることで自分自身の代わりとなる機械の義手を動かしたり、コンピューター上の自分自身（アバター）を用いて社会とつながることが可能となります。

バーチャルリアリティーを使用することで、運動障害があってもあたかも室内や屋外、さらには知らない海外の土地に行くことが可能となります。これは、先進リハビリテーションの運動訓練とは異なりますが、広い意味での先進リハビリテーションということができるでしょう。

また、昨今では、ウェアラブルデバイスやアプリを用いることで、病院ではなく日常生活での活動量、睡眠リズムを計測し、心身機能を遠隔の病院からでも評価し、自宅にいる人の心身機能の変化をフィードバックすることも可能です。例えばウェアラブルデバイスを用いることで、独居の高齢者の睡眠覚醒のリズムの乱れや活動量の低下を確認し、介護分野につなげたり、活動量を上げるための遠隔指導やアプリを用いた自主訓練を促すこともできます。いかに健康寿命を延ばして幸福に生きるか。科学や医療の進歩によりその可能性は以前では予想できないほど広がっていくことが期待されます。

心不全パンデミック到来！これさえ知れば怖くない

医学研究科循環器内科学　みらい光生病院　教授　山下 純世

日本は世界に名だたる長寿国です。しかし、平均寿命[※1]と健康寿命[※2]には男性で約9年、女性で約12年の差があります。他者の力を借りることなく自立した人生を全うしたいというのは多くの方に共通する願いだと思います。

本書を手に取ったあなたは、健やかに老いるためにはどうしたらよいか、関心を寄せておられることでしょう。本稿では、最近よく聞かれるようになった「心不全[※3]パンデミック」に備え、心不全に関する知識を深めていただけるよう、できるだけ分かりやすくご説明します。

超高齢社会を反映した心不全パンデミック

パンデミックという言葉は、感染症や伝染病などが広い範囲で爆発的に流行することを意味します。心不全は感染する病気ではありませんが、日本では患者数が急激に増えているため「心不全パンデミック」と言われています。心不全は加

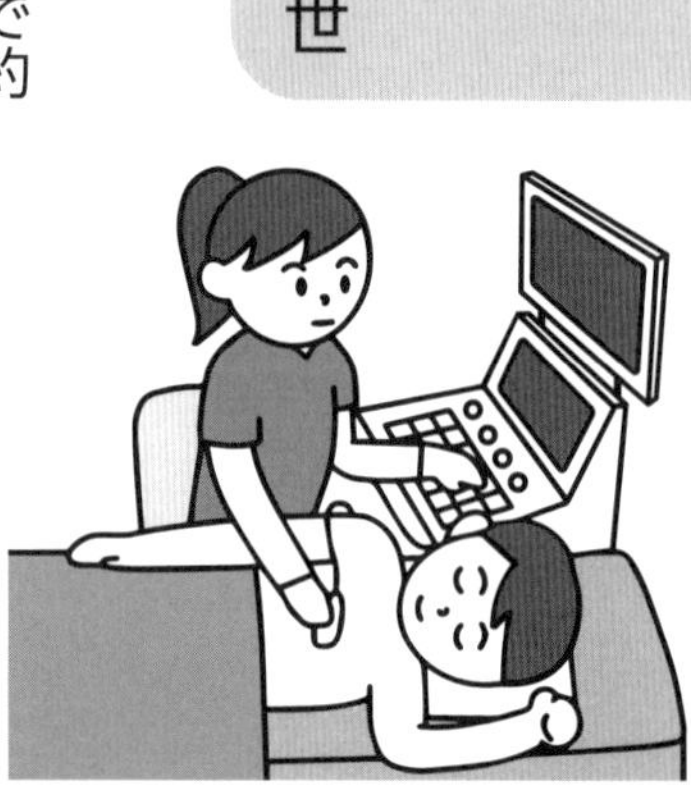

※1　**平均寿命**
0歳における平均余命

※2　**健康寿命**
健康上の問題で日常生活が制限されることなく生活できる期間

※3　**心不全**
心臓が悪いために、息切れやむくみが起こり、だんだん悪くなり、生命を縮める病気

齢に伴い罹患率が上がります。そのため先進国の中でも超高齢化が進んでいる日本では、心不全にかかる患者の数が非常に増えているのです。

心不全を深く知る

心臓は全身に血液を送るポンプとして働いていることは皆さんご存知だと思います。血液には酸素と栄養分を含むので、それらを全身のすみずみまで届ける役割を心臓が担っているわけです。このポンプ機能が低下して、全身に十分な栄養を送ることができなくなった状態を心不全と呼びます。

心臓のポンプ機能低下と聞くと、心臓の動きが弱くなったイメージが浮かぶかもしれません。しかし、心臓は伸びて縮むという一連の動きでポンプの機能をはたしています。そのため、心臓の収縮する力が低下して心不全をきたす例もあれば、心臓は元気に動いているにもかかわらず拡張する力が低下しているために心不全が起きる例もあります。

前者をＨＦｒＥＦ（heart failure with reduced ejection fraction：収縮機能の低下した心不全。ヘフレフ）、後者をＨＦｐＥＦ（heart failure with preserved ejection fraction：収縮機能の保たれた心不全。ヘフペフ）と呼びます（図表1）。ヘフペフは高齢者に多くみられます。

図表1　ヘフペフとヘフレフの違い（イメージ）

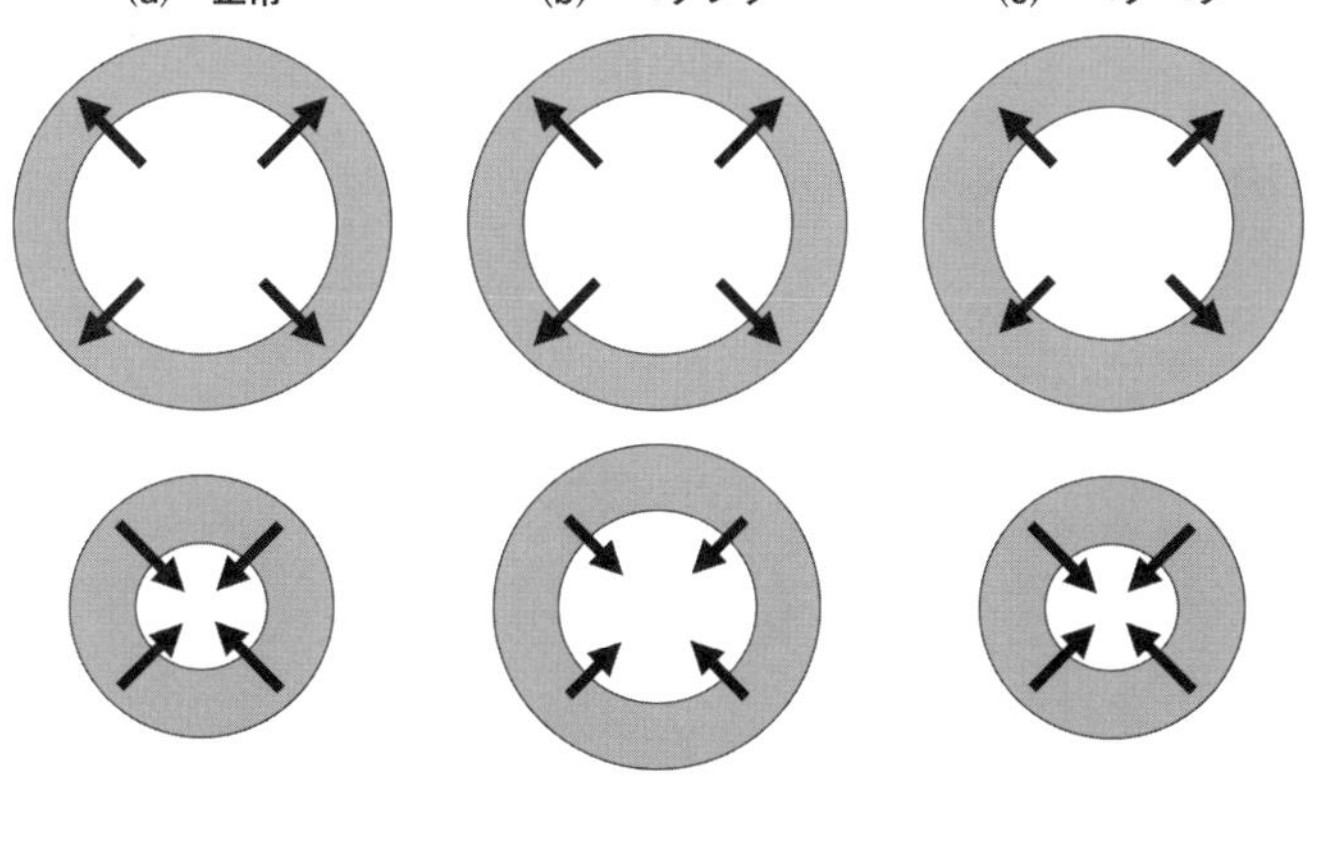

また、収縮機能がＨＦｒＥＦとＨＦｐＥＦの中間にある心不全はＨＦｍｒＥＦ（heart failure with mildly reduced ejection fraction：ヘフエムレフ）と分類されます。

心不全の原因は、狭心症や心筋梗塞など冠動脈が狭くなったり詰まったりする虚血性心疾患、脈がばらばらになる心房細動などの不整脈、心臓の中にある逆流防止弁の具合が悪くなる弁膜症、心臓の筋肉に異常が生じる心筋症など実にさまざまです。高血圧や糖尿病などの生活習慣病や先天性の心臓病を持つ方だけでなく、がんの治療を受けた患者に心不全が生じることもあります。また、生来健康であっても、大量飲酒やウィルス感染症などを原因とした心不全も起こり得ますので注意を要します。

心不全の症状としては、動悸・息切れ、むくみ、夜間の咳（横になると寝苦しい）などがあげられます。自身で体調の変化に気付いて早めに病院を受診される場合もありますが、知らない間に病状が進行し、ある日急に息が苦しくなって救急搬送される例も少なくありません。実は、こうした心不全の症状が現れたときには、心不全の病期はステージＡからＤまでの４段階のうち３つ目（ステージＣ）に進行しています（図表２）。もちろん心不全の診断がつけば、その原因を突き止めるために必要な検査を行い、それぞれの患者に最適な治療が開始されます。

しかし、ひとたび心不全と診断されると、治療によって症状が軽くなったように感じても「慢性心不全（代償性心不全）」として通院を継続する必要があります。自己判断で治療を中断したり、肺炎などの感染症にかかったりすると、それをきっ

図表2　心不全リスク状態から症候性心不全への進展

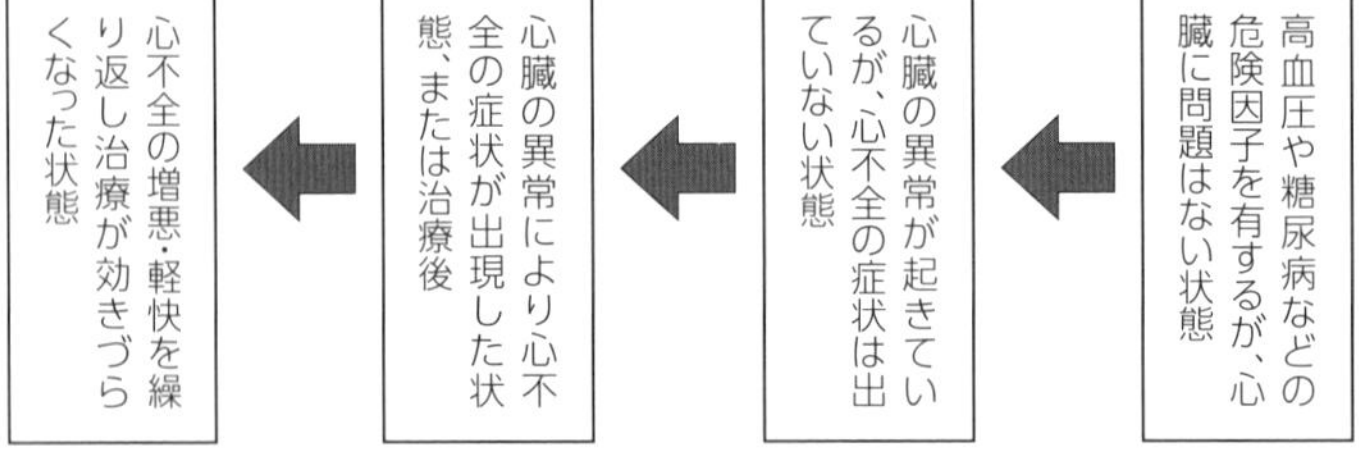
ステージA
高血圧や糖尿病などの危険因子を有するが、心臓に問題はない状態
ステージB
心臓の異常が起きているが、心不全の症状は出ていない状態
ステージC
心臓の異常により心不全の症状が出現した状態、または治療後
ステージD
心不全の増悪・軽快を繰り返し治療が効きづらくなった状態

かけにして心不全の病状が急激に悪化（非代償化）し入院を余儀なくされることもあります。入退院を繰り返すうちに体力が低下し、日常生活にも支障が出るようになると、介護を要する状態となります。こうして徐々に病状が進行し、最終的には治療が効かなくなって（ステージD）、死に至るのが心不全の自然経過です。心不全患者のおよそ半数は5年以内に亡くなるとされており、決して予後がよいとは言えません。

心不全の診断

それでは、心不全の診断は、どのように進められるのでしょうか。まずは問診が大切です。どのような症状がいつ頃からあるのか、これまでにかかった病気はないか、家族で心臓病や脳卒中などの方がいないか、たばこやお酒についてなど丁寧に聞き取りをします。現在飲んでいる薬の情報は非常に重要ですので、ぜひお薬手帳をご持参ください。

次に、心臓や肺などの音を聴診し、首の静脈が膨れ上がっていないか、足にむくみがないかなど診察を行います。検査としては、胸部レントゲンで心臓の大きさ、肺のうっ血や胸水の有無について確認します。心電図では心筋梗塞や不整脈などが分かります。心エコー（超音波）は体への負担がほとんどなく、心臓の大きさ、形、動き具合（心機能）、弁膜症や心嚢液の有無など多くの有益な情報が得られるため非常に重要です。

また、血液検査を行うことで、糖尿病や腎臓病、貧血などの合併症がないかを調べます。心不全のマーカーとしては脳性ナトリウム利尿ペプチド（ＢＮＰ）あるいはヒト脳性ナトリウム利尿ペプチド前駆体Ｎ端フラグメント（NT-proBNP）が有用です。さらなる精査を要する場合には、心臓カテーテル検査や心臓ＭＲＩ、ＲＩ（核医学）検査などを行います。

心不全に対する治療法については学会が提唱するガイドラインで詳細に示されており、日本全国どこに住んでいても循環器内科を受診すれば標準的な治療が受けられると考えてよいでしょう。特に先ほど紹介したヘフレフ（収縮機能の低下した心不全）に対する治療法は確立しており、アンジオテンシン変換酵素阻害薬・アンジオテンシン受容体拮抗薬ないしアンジオテンシン受容体ネプリライシン阻害薬とβ（ベータ）遮断薬、ミネラルコルチコイド受容体拮抗薬（抗アルドステロン薬）、ＳＧＬＴ２阻害薬を基本とした内服が推奨されています。このほか、利尿薬やイバブラジンなどの薬剤が用いられます。病状をみながら少量より開始し少しずつ増量していく薬剤もありますので、定期的に通院し、医師の処方通りに服用することが肝心です。

命にかかわる不整脈がみられる例では、植え込み型除細動器[※4]の手術を行い、突然死を予防します。また、適切な内服治療を十分に行っても効果が得られない重症例では、人工ペースメーカーを用いて心機能を改善させる再同期療法[※5]や心臓移植[※6]を検討する場合もあります。これらの非薬物療法を受けるためには一定の要件が定められていますので、全ての患者が対象となるわけではないこと

※4　植え込み型除細動器
命にかかわるような危険な不整脈が出たときに、電気ショックにより治療を行う装置。

※5　再同期療法
人工ペースメーカーを用いて、左右の心室が動くタイミングを調整し、ポンプ機能を助ける治療法。

※6　心臓移植
亡くなった方から提供された心臓を自分の心臓の代わりに植え込む治療法。重度の心不全患者が治療対象となる。

をご理解ください。

心臓リハビリテーションの効用

心不全の患者にとって最も辛いことのひとつは、病状の進行に伴い徐々に体力が低下して日常生活がままならなくなることだと思います。それを予防するために有用なのが心臓リハビリテーションです。心臓リハビリを行うことで、息切れなどの症状が軽くなり生活の質が改善するだけでなく、入院や死亡のリスクを減らすことが知られています。心臓リハビリは単に運動療法を行うのではなく、薬の飲み方や食事を含む生活面での注意点など多職種のスタッフによる包括的なケアを受けられるものです（図表3）。入院中はもちろんのこと外来でもリハビリを受けることができる施設もありますので、かかりつけ医にご相談ください。

みらい光生病院における心不全治療と心臓リハビリテーション

名古屋市立大学医学部附属みらい光生病院では、複数診療科から成る7つのセンターで、一人ひとりの患者を横断的に診療する先駆

図表3　多職種で支える包括的な心臓リハビリテーションプログラム

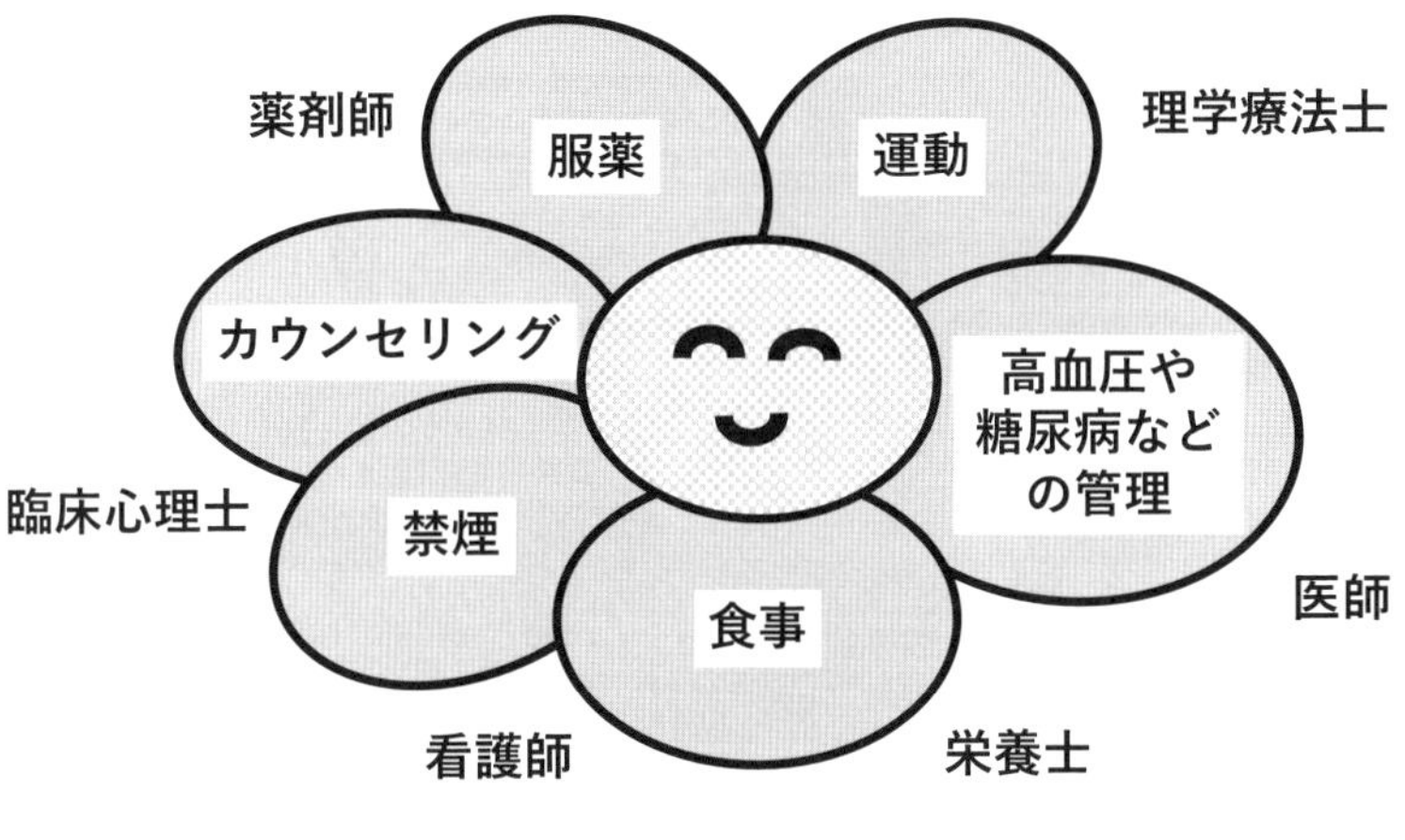

的な取り組みをおこなっています（図表４）。循環器内科は「内臓機能回復センター」に属しており、他科と緊密に連携して患者の診察にあたっています。例えば、動悸・息切れに悩む患者が病院を訪れたとします。症状の原因としては、心不全だけでなく、不整脈や肺の病気、貧血などいくつかの可能性が考えられます。そこで、「内臓機能回復センター」のうち循環器内科、呼吸器内科、血液内科のそれぞれの立場から必要な検査を予定し、病気の鑑別をして、治療方針を検討していきます。特に高齢の患者は複数の病気を抱えている場合が多く、このセンター機能が功を奏します。

心不全の患者に対する当院のリハビリテーションは、入院、外来いずれでも対応可能です。最新の機器やモニタリングシステムを備え、心臓リハビリテーション指導士も在籍しており、安心安全なリハビリを提供します。循環器内科およびリハビリテーション科の医師、薬剤師、臨床検査技士、理学・作業療法士、管理栄養士などの多職種チームで、それぞれの患者の病態に応じて個別に作成した実施計画書に沿ってリハビリを実施します。心肺運動負荷試験（ＣＰＸ）や負荷心エコーを用いて、どの程度まで運動負荷をかけるのが適切か判定したり、治療効果を確認したりすることもできます。近隣のクリニックや病院からの紹介も受け付けており、リハビリのみ当院に通うことも可能です。

心不全治療の主役は患者さんです。わたくしたち医療従事者は黒衣と

図表4　みらい光生病院 7つのセンターで横断的診断・治療

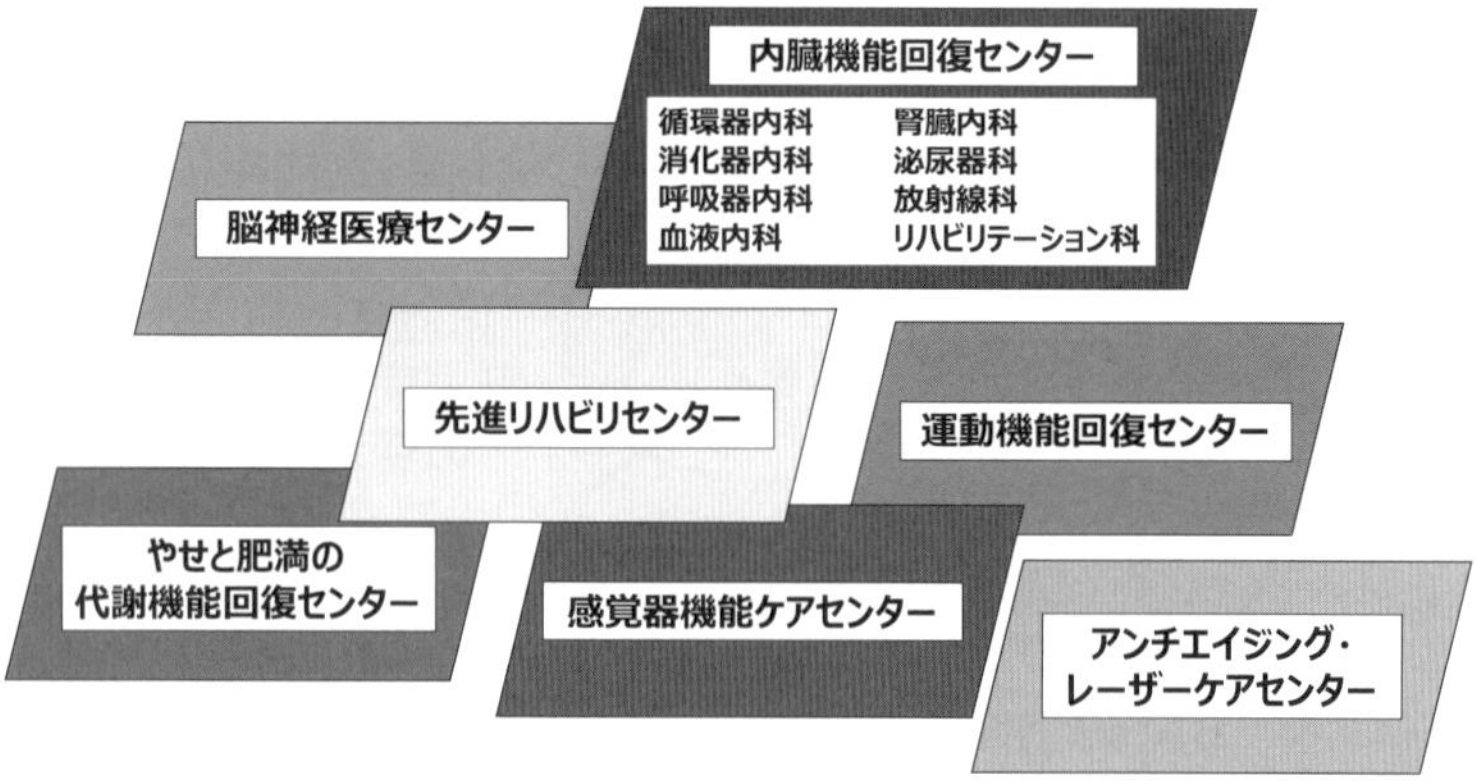

して、スポットライトを浴びながら各々の花道を歩く皆さんを全力でサポートします。本稿をきっかけに、心不全パンデミックを過度に恐れることなく、その治療やリハビリに前向きに取り組もうと考えてくださると大変嬉しく思います。人生100年時代、すべての皆さんに明るく希望にあふれた健康長寿生活が訪れますように。

物忘れ・認知症の予防と治療

医学研究科神経内科学　みらい光生病院　教授　岩瀬　環

「人生100年時代」に、認知症は避けては通れません。寿命の限界まで生きれば、必ず認知症になります。重要なのは発症をいかに遅くし、罹病期間を短くして健康寿命を長く保つかにあります。

寿命の限界

寿命の限界をご存知ですか？　人類史上最も長生きしたのは1875年から1997年まで生きたフランス人女性のジャンヌ・カルマン（Jeanne Louise Calment）さんで、122歳164日が長寿世界記録です。科学誌ネイチャー（Nature）には、「人の寿命には自然の限界があり、統計学的には115歳が最長で、125歳を超えることはほぼない」という論文があります。100歳は寿命の限界までの通過点に過ぎません。

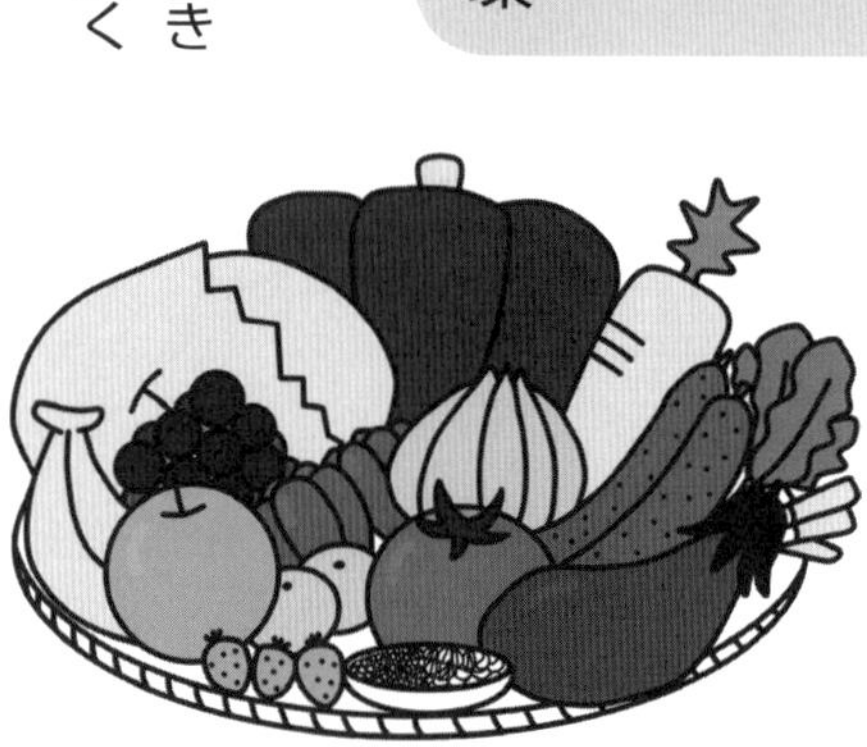

「罹病期間の短縮」説

病気にならずに天寿を全うできますか？　残念ながら人生の終盤には避けられない病気があります。その発症を遅らせれば、健康寿命を長く保てます。この考えが、１９８０年に米国のフリーズ（James Fries）が提唱した「罹病期間の短縮（Compression of morbidity）」説です（図表1）。人生の終盤に発症する病気は、若い頃から知らないうちに始まり、徐々に進行して閾値《いきち》に達すると発症する慢性疾患です。フリーズが挙げたのは、動脈硬化、癌《がん》、肺気腫、糖尿病、肝硬変、変形性関節症などでしたが、人口の高齢化が進み、現在では認知症が最も重要です。

認知症、アルツハイマー病とその治療

認知症をご存知ですか？　認知症は特定の病気ではなく、日常生活を送る妨げとなるような記憶、思考、意思決定などの認知機能の障害をきたす、いくつかの病気の総称です。アルツハイマー型認知症、レビー小体型認知症、前頭側頭型認知症、血管性認知症、混合型認知症などの病名にも用いられます。「アルツハイマー型認知症」は臨床的にアルツハイマー病によることが推定される認知症で、記憶障害が中核症状です。アルツハイマー病は最も一般的な認知症疾患で、認知症の60～70％を占めます。

図表1　「罹病期間の短縮」説

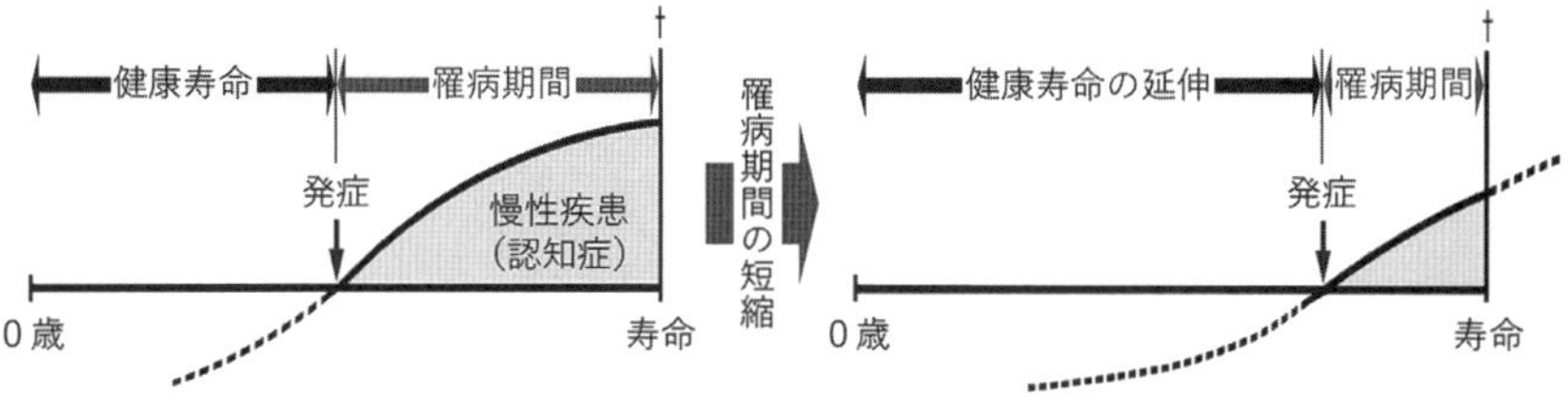

アルツハイマー病は、アミロイドベータというペプチドが脳の細胞外に蓄積・凝集して「老人斑《はん》」というものが形成され、続いてリン酸化したタウという蛋白から「神経原線維変化」というものが神経細胞の中に生じることを特徴とします（図表2）。アミロイドベータの蓄積は、発症の20年以上前から始まっています。アミロイドベータが多く蓄積すると、老人斑に続いて神経原線維変化が形成され、神経細胞が障害されて認知機能が低下します。神経細胞も発症の10年以上前から減り始めます。アルツハイマー病は、臨床前期、軽度認知障害（ＭＣＩ）を経て、認知症へと進行していきます（「アミロイド仮説」図表3）。

アルツハイマー病の薬物療法には、コリンエステラーゼ阻害薬やＮＭＤＡ受容体拮抗薬があります。１９７０年代にアルツハイマー病で大脳皮質のアセチルコリン合成酵素（ＣｈＡＴ）活性の異常な低下や、ＣｈＡＴ活性の低下と記憶力低下の相関が発見され、神経伝達物質の一種のアセチルコリンが増加すれば認知機能が改善するという「コリン仮説」が生まれました。コリンエステラーゼ阻害薬はアセチルコリンの分解を止めて脳内のアセチルコリンを増加させます。代表的なドネペジルは日本で創薬されました。

一方、ＮＭＤＡ受容体拮抗薬は、グルタミン酸の受容体の一つのＮ－メチル－Ｄ－アスパラギン酸（ＮＭＤＡ）型受容体の過剰な活性化を抑制して神経細胞を保護します。グルタミン酸は記憶・学習などに重要な興奮性の神経伝達物質ですが、ＮＭＤＡ型受容体の活性化が強すぎると「グルタミン酸興奮毒性」で神経細胞を障害してしまうのです。

図表2　老人斑（左）と神経原線維変化（右）

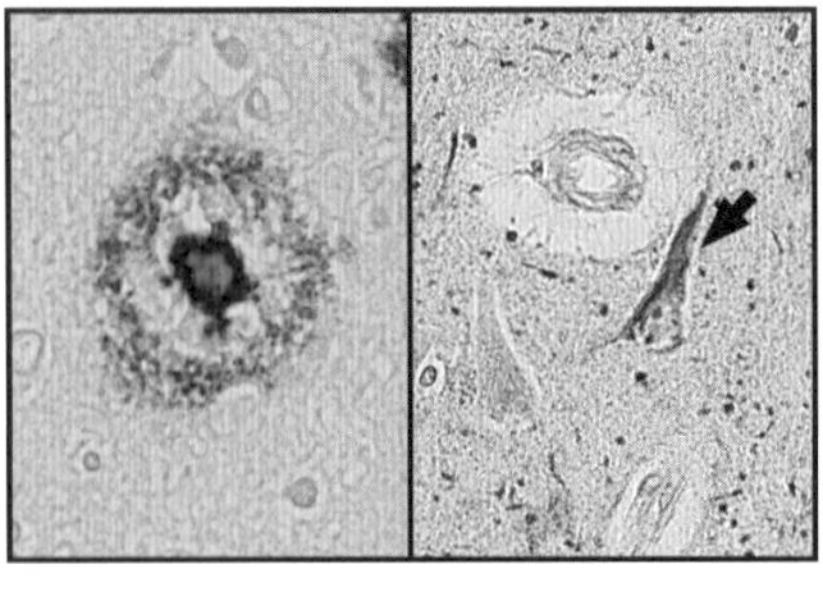

左）老人斑は、主にアミロイドベータから、細胞外にできる。
右）神経原線維変化は、リン酸化したタウ蛋白から、神経細胞内にできる。写真には、矢印で示した神経原線維変化のできた異常な神経細胞の左側に、正常な神経細胞がある。

最近では、抗アミロイド抗体医薬の「ヒト化抗ヒト可溶性アミロイドベータ凝集体モノクローナル抗体」でアルツハイマー病の治療が可能です。この薬はアルツハイマー病の脳に蓄積するアミロイドベータ（Aβ）のAβプロトフィブリルに結合して、Aβプロトフィブリルとアミロイドベータを減少させると考えられています。アルツハイマー病の完全な進行停止や治癒はしませんが、進行を遅くします。

認知症を発症しにくい脳

脳にアルツハイマー病の変化があっても認知症にならずに済むことをご存知ですか？ 米国のスノウドン（David Snowdon）らがノートルダム教育修道女会の協力で行った有名なアルツハイマー病研究「ナン・スタディ（Nun Study）」（ナンは修道女の意味）では、認知症ではなかった修道女の12％に高度なアルツハイマー病の病理変化を認めました。脳の変化があっても認知症を発症せずに補う能力を「認知予備能（cognitive reserve）」と言います（図表3）。2つの言語を話すバイリンガル、高い教育レベル、職業の高い達成度や複雑さ、レジャー活動への参加（ウォーキング、友人訪問、読書、ゲーム、宗教活動、有酸素性の身体活動）などと、認知予備能の高さとの関係が知られています。

認知予備能の他にも「脳予備能（brain reserve）」や「脳の維

図表3　アミロイド仮説と認知予備能

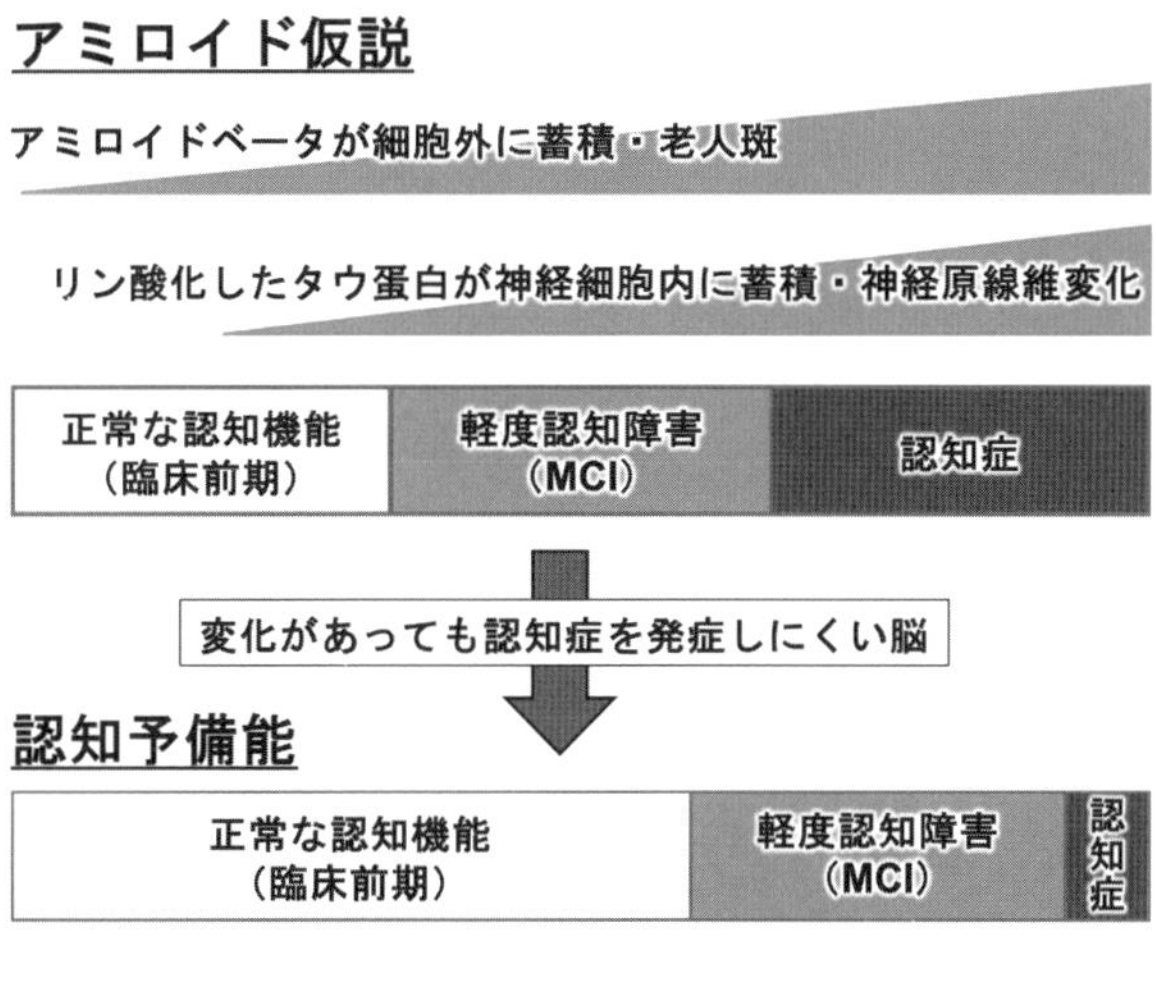

持（brain maintenance）」という概念があります。脳予備能は、脳が大きくて神経細胞やシナプスが多ければ、脳に病理変化があっても認知症を発症しにくいというものです。脳の維持は、加齢に伴う脳の病理変化の進行が、遺伝やライフスタイル（生活様式）によって減るというものです。

認知症の予防

修正できる認知症のリスクファクター（危険因子）があることをご存知ですか？年齢が認知症の最も強いリスクファクターですが、修正できるリスクファクターもあります。その修正は、認知予備能を高めるなど、認知症を発症しにくい脳につながります。

２０１９年のＷＨＯ（世界保健機構）の認知機能低下と認知症のリスク低減のガイドライン（Risk reduction of cognitive decline and dementia: WHO guidelines. 2019）では、認知症リスク低減のために、身体活動、禁煙、栄養（健康食）、高血圧の管理、糖尿病の管理の５つが「強い推奨」になっています。また、２０２０年の認知症予防、介入とケアのためのランセット委員会（the 2020 Lancet Commission for Dementia Prevention, Intervention and Care）がまとめた12の修正できるリスクファクターと、それらが世界の認知症の有病率に占める割合は、聴力障害（８％）、少ない教育（７％）、喫煙（５％）、鬱（４％）、社会的孤立（４％）、外傷性脳損傷（３％）、高血圧（２％）、身体的不活動（２％）、大気汚染（２％）、アルコールの濫用（1％）、肥満（1％）、糖尿病（1％）です。これらには修正すべき時期があり、一生の早期（45歳未満）では少ない教育、中年（45～65歳）では聴力障害、外傷性脳損傷、高血圧、アルコールの濫用、肥満、そして晩年（65歳より上）では喫煙、鬱、社会的孤立、身体的不活動、大気汚染、糖尿病です。合わせると世界の認知症リスクの40％になります（図表4）。

WHOやランセット委員会がまとめたリスクファクターの修正には、教育や大気汚染のように政策が必要になるものもありますが、個人の戦略は以下のようになります。

・高血圧を治療する。中年期に収縮時血圧を130㎜Hgより低くする。
・聴力低下に補聴器を使用する。隣人が装着するのを助ける。
・週に21単位以上（1単位は純アルコール10㎖または8g）のアルコール飲用を避ける。隣人が飲むのをやめさせる。
・頭部外傷を予防する。
・喫煙をやめる。
・肥満と糖尿病を、健康食（healthy diet）や運動で減らす。
・身体活動を継続する。

それでは「健康食」や「身体活動」とはどんなものでしょう？

WHOの推奨する健康食は次のようなものです。

図表4　修正可能な認知症のリスクファクター

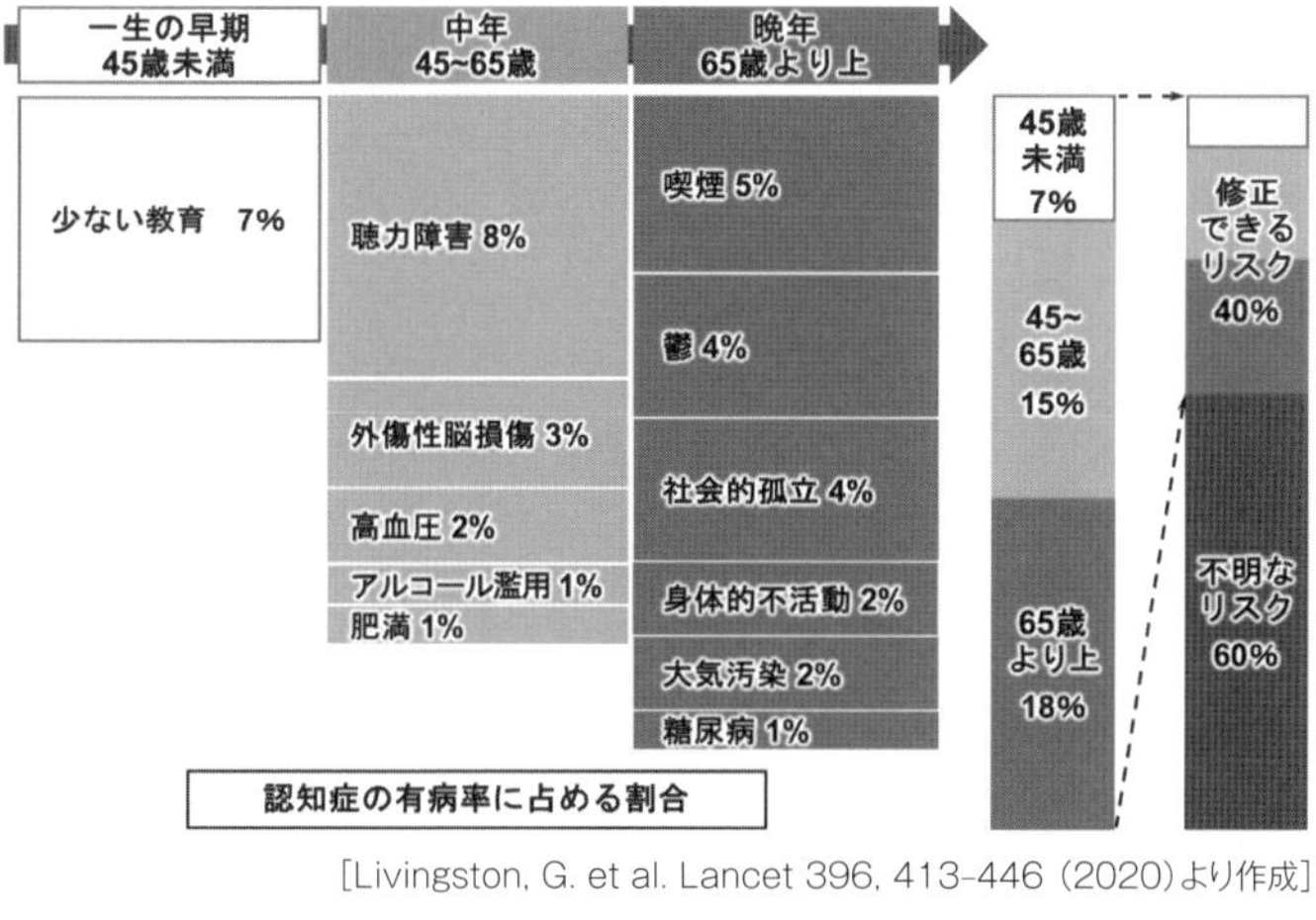

[Livingston, G. et al. Lancet 396, 413-446（2020）より作成]

・果物、野菜、豆類（レンズ豆、ビーンズなど）、ナッツ、全粒穀物（トウモロコシ、キビ・アワ・雑穀、オーツ麦、小麦、玄米）。

・1日に少なくとも400g（5品目）の果物と野菜を摂取する（じゃがいも、さつまいも、キャッサバなどのデンプン質の根菜を除く）。

・（砂糖などの）遊離糖類からの摂取を、総エネルギー摂取量の10%未満（一層の健康のためには5%未満）にする。1日2000㎉を消費する健康体重の人でおよそ50g（小さじすり切り12杯）に相当する。ほとんどの遊離糖類は、製造者・料理人・消費者により食品や飲料に加えられると同時に、蜂蜜、シロップ、果汁や濃縮果汁の中に自然にある糖にも含まれる。

・脂肪からの摂取を総エネルギー摂取量の30%未満にする。飽和脂肪（脂身の多い肉、バター、パーム油、ココナッツオイル、クリーム、チーズ、ギー、ラード）や、工業生産のトランス脂肪（焼いたり揚げたりした食品、冷凍ピザ・パイ・クッキー・ビスケット・ウエハースなどの包装されたスナックや食品、調理油、スプレッド）と反芻《はんすう》動物のトランス脂肪（牛、羊、ヤギ、ラクダ、その他の反芻動物の肉や酪農食品）の両方の全種類のトランス脂肪よりも、不飽和脂肪（魚、アボカド、ナッツ、ひまわり・大豆・キャノーラ・オリーブ油）を選ぶ。飽和脂肪の摂取を総エネルギー摂取量の10%未満、トランス脂肪を1%未満に減らす。特に、工業生産のトランス脂肪を避ける。

・食塩摂取量を1日5g未満（小さじ1杯）にする。

身体活動は、2020年のWHOの身体活動および座位行動に関するガイドライン（WHO guidelines on physical activity and sedentary behaviour. 2020）に高齢者（65歳以上）の身体活動に関する「強い推奨」が次のように記されています。注目すべき点は、筋力トレーニングが加えられたことです。

・全ての高齢者は定期的な身体活動を行うべきである。
・実質的な健康上の利益のために、高齢者は中強度の有酸素性の身体活動を少なくとも150～300分、または高強度の有酸素性の身体活動を少なくとも75～150分行うか、あるいは中強度と高強度の活動の同等の組み合わせを、1週間を通じて行うべきである。
・さらに健康上の利益が得られるため、高齢者は主要な筋肉群すべてを含む中強度以上の筋力強化活動も、週に2日以上行うべきである。
・毎週の身体活動の一部として、機能的な能力を強化し転倒を予防するために、高齢者はバランス機能と筋力トレーニングに重点を置く中強度以上の様々な多要素の身体活動を、週に3日以上行うべきである。

米国、英国、フランスのような高所得国では、すでに認知症の発生率が減少していますが、日本では反対の傾向がみられます。さらに新型コロナウイルス感染症（COVID―19）のパンデミックで、社会参加が減少した影響も懸念されます。認知症にならないために「君たちはどう生きるか」、もうあなたはご存知ですね。

嚥下機能を維持して楽しく食べ続けましょう

医学研究科耳鼻咽喉・頭頸部外科学　みらい光生病院　教授　高橋 真理子

意外に知られていませんが、日本人の死亡順位の第6位は誤嚥性肺炎です。食べることは日常生活の大切な要素であり、楽しみともいえますが、嚥下《えんげ》を理解していないと、その楽しみを奪われてしまうかもしれません。本章では、楽しく食べ続けるために大切なことを解説します。

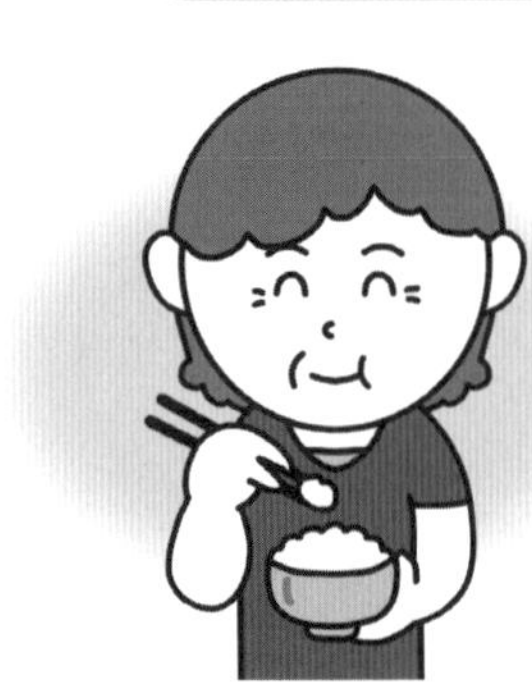

嚥下のしくみ

食べ物や飲み物を口からとり入れて胃までおくられる一連の過程を「嚥下」といい、「摂食嚥下」ともいわれます。そして、摂食嚥下は、「先行期」、「準備期」、「口腔期」、「咽頭期」、「食道期」という5つの過程に大きくわけられています。

まず、食べものを視覚、嗅覚などにより認知して口へ運び（先行期）、口のなかで舌と歯を使って咀嚼して唾液と混ざり、のみ込みやすい形（食塊）をつくります（準備期）。そして、舌の動きにより食塊を後方にある咽頭へ送り込み（口腔期）、嚥下反射により喉頭が挙上して気道が閉鎖されるとともに食べ物や飲み物が咽頭から食道へ運ばれ（咽頭期）、食道の蠕動《ぜんどう》運動によって胃に運ばれます（食道期）。

この一連の嚥下運動は、脳からの嚥下のパターン（指令）により上手に無意識に動いています。とくに咽頭期は0・5秒という短い時間で、食塊が気道へ入らないように反射的に行われます（図表1）。

誤嚥の可能性　嚥下機能は加齢とともに低下

加齢とともに、嚥下の機能は徐々に低下していきます。まず、口の中の問題では、歯を失ったり、舌の力が低下したり、唾液分泌が低下することにより、咀嚼《そしゃく》する力や食べ物を咽頭へ送り込む力が低下します。そして、筋肉の減少や力の低下により喉頭の上がりが少なくなったり、のどの筋肉の動きが低下することにより、咽頭に唾液や食べ物がのこってしまったり、気道の閉鎖が不十分になります。

それにより、飲み物や食べ物が気道にはいってしまい、「誤嚥」します。通常は、誤嚥をすると咳が反射的にでて外に出そうとしますが、年齢とともにのどの感覚低下や嚥下の反射低下が起きると、咳の反射もなくなり「誤嚥性肺炎」につながります。これは、唾液でも起こりえます。このように加齢により機能低下がみられると、知らないうちに、誤嚥してしまう可能性があります（図表2）。

図表1　のどの解剖

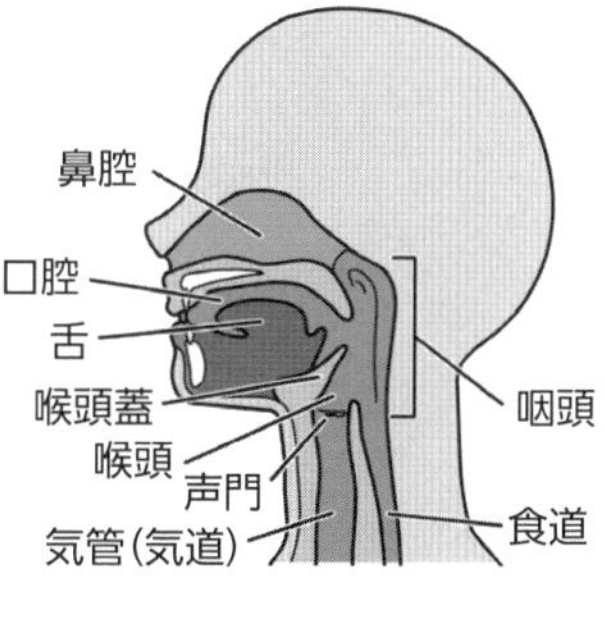

図表2　正常な嚥下と誤嚥

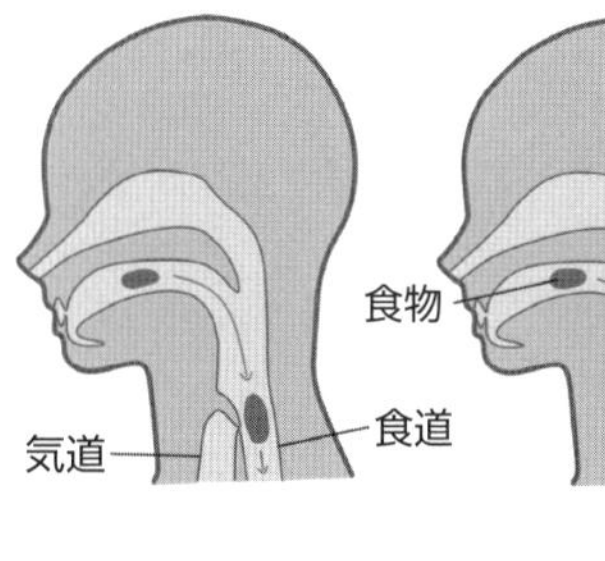

高齢者に多い誤嚥性肺炎　死亡順位第6位

肺炎患者の約7割が75歳以上の高齢者で、高齢者の肺炎のうち、7割以上が誤嚥性肺炎と報告されています。令和4年の厚生労働省の統計では、誤嚥性肺炎による死亡数は男性約3万3千人、女性は約2万3千人が亡くなっており、死亡順位は男女ともに第6位で、死亡率では令和3年度より増加していると報告されています。

この死亡順位は肺炎とは別に統計されており、今後も増加していくことが予測されています。誤嚥性肺炎の死亡順位をみると、食べることが心配になってしまうと思います。しかし、食べることを控えることにより低栄養状態となり、食べるための筋肉も衰えてしまい誤嚥しやすくなるという悪循環に陥ってしまいます。そのため、自身の嚥下の状態を確認し、その状態にあった食べ方や食事を知ることにより、誤嚥しにくいようにしていくことが大切と言えます（図表3）。

図表3　死亡順位

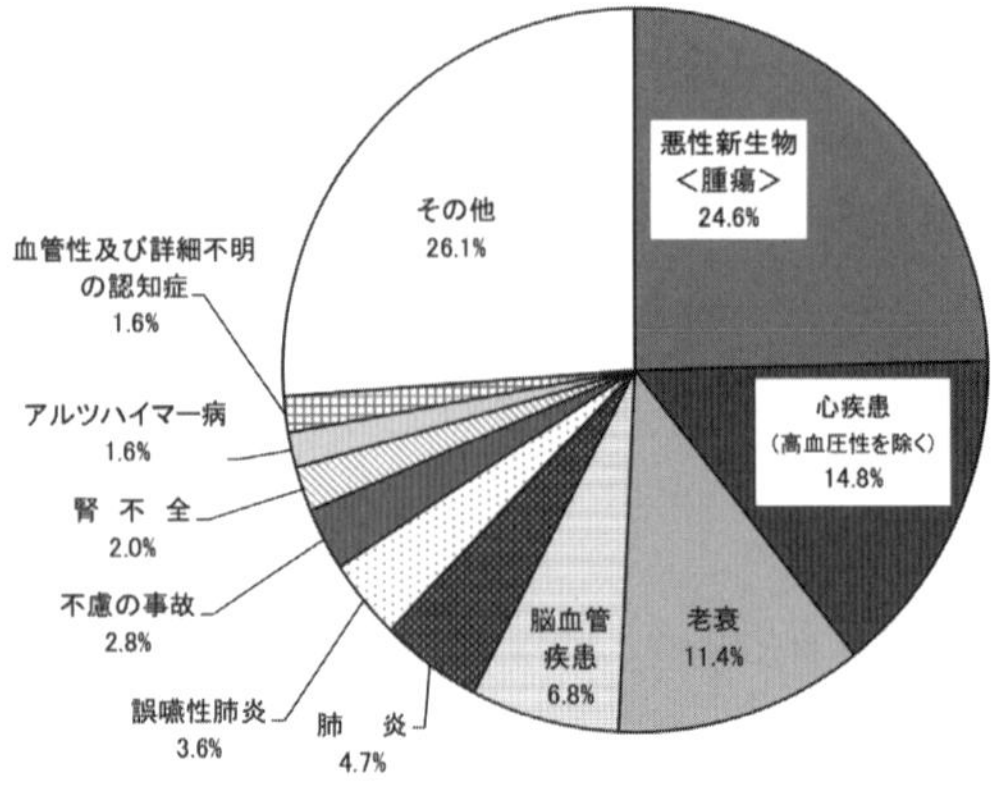

（令和4年厚生労働省の統計より）

腫瘍や脳梗塞など　加齢以外にもある嚥下障害の原因

加齢とともに嚥下機能は低下していますが、加齢以外にも様々な原因で嚥下障害は起こります。それは、大きく以下の3つに分けられます。

①器質的嚥下障害（嚥下動作に関する器官の構造に異常がある場合）
嚥下にかかわる口腔、咽頭、喉頭、食道などに奇形や腫瘍などがあることにより、嚥下の通路が狭くなるなど飲み込みに影響がでます。

②運動障害性嚥下障害（嚥下動作に必要な筋肉や神経に異常がある場合）
嚥下動作の機能に影響する脳血管障害や神経障害などによるもので、脳梗塞、脳出血、脳腫瘍、認知症、パーキンソン病などの脳や神経の疾患の他、サルコペニアなど筋肉量の低下が原因となるものもあります。誤嚥性肺炎を引き起こす嚥下障害の原因は脳梗塞や脳出血などが約6割を占め、その後遺症が誤嚥性肺炎の発生に関与していると考えられます。そのため、脳血管障害を予防することも大切です。

③機能性嚥下障害（炎症や心因性）
のどの痛みの原因となる急性咽喉頭炎や、拒食症などの心因性によるものなども原因となりますが、これらの多くは一過性です。

その他、薬が影響する場合もあります。高齢になると、様々な病気を併発することにより複数の薬を内服していることがあります。薬剤が直接的、もしくは間接的に作用する時があります。

例えば、抗精神病薬、抗けいれん薬、抗不安薬、抗コリン薬、抗ヒスタミン薬などは、唾液分泌低下による口腔乾燥、精神活動低下、スムーズな動きの低下、筋力や反射の低下など嚥下機能に影響を与える可能性があります。勝手に薬を中止するのではなく、影響している可能性があるかどうか主治医と相談するのがよいでしょう。

嚥下機能低下を疑うポイント

「食べものが飲みにくくなった」、「食事のときにむせる」などの症状が嚥下機能低下の一般的な症状ですが、嚥下機能低下を疑うポイントはそれ以外にもあります（図表4）。脳卒中などでは嚥下機能は急激に低下しますが、加齢などにより嚥下機能が徐々に低下する場合は、肺炎になって初めて気づかれることがあります。

嚥下機能低下にかかわる要因の一つにフレイルがあります。フレイルとは「加齢に伴う様々な機能変化や予備能力低下によって心身が衰弱する状態」、すなわち健康と機能低下の間の状態のことで、適切な介入・支援により生活機能の維持向上が可能であるため、早く気づいて正しく介入することにより機能維持が期待できます。

フレイルの中でも、口腔機能が低下することをオーラルフレイルといい、摂食嚥下にかかわります。例えば、歯が抜けて噛めなくなることから、軟らかいものを好むようになり、噛むための力が低下します。そうして、さらに噛めなくなると食べるものの制限ができてしまい、栄養が偏り心身の機能低下につながります。また、食事により咳や痰が増えたり、食後に湿った感じの声になることも嚥下機能低下が疑われます（図表5）。該当する項目があるようなら、耳鼻いんこう科を受

図表4　嚥下機能低下を疑う症状

●食事のときにむせる
●食事中に咳をする
●食後に痰がふえる
●食事が遅くなる
●口の中に食べものがのこる
●繰り返しのみ込んでいる
●やせてきた
●発熱をくりかえす
●肺炎をくりかえす
●食事の後に、のどがゼロゼロする、湿った感じの声になる
●のどに食べ物がのこった感じがする
●水分でむせやすい

診して嚥下の機能をチェックしてもらうようにしましょう。

嚥下障害の診断の流れは、まず問診を行い、次に口腔咽頭の視診や、喉頭ファイバー検査を行い、腫瘍などの器質的疾患がないかどうか、運動障害がないかどうかを診察します。そして、嚥下機能を検査するために、嚥下内視鏡検査や嚥下造影検査を行い、嚥下の状態と程度を評価していきます。

嚥下障害を予防・機能維持をするために

嚥下機能の維持や低下予防をするために、日ごろから意識して対策をしていきましょう。その対策には、大きくわけて、口腔内のケアと嚥下訓練があります。

◎口腔ケア

口の中が清潔に保たれていないと、歯周病のリスクだけでなく、口腔内細菌による誤嚥性肺炎のリスクにもなります。日頃から、口の中を清潔に保ち、歯のケアをすることが大切です。歯ブラシや歯間ブラシなどを用いて、食物の残りかすや細菌を除去していきましょう。しっかり口腔ケアを行うことにより、高齢者の誤嚥性肺炎の発生率を低下させることが報告されています。

図表5　オーラルフレイルチェックリスト

質問事項	はい	いいえ
□ 半年前と比べて、堅い物が食べにくくなった	2	
□ お茶や汁物でむせることがある	2	
□ 義歯を入れている＊	2	
□ 口の渇きが気になる	1	
□ 半年前と比べて、外出が少なくなった	1	
□ さきイカ・たくあんくらいの堅さの食べ物を噛むことができる		1
□ 1日に2回以上、歯を磨く		1
□ 1年に1回以上、歯医者に行く		1

＊歯を失ってしまった場合は、義歯等を適切に使って堅いものをしっかり食べるよう治療することが大切です。

合計の点数が
0〜2点　オーラルフレイルの危険性は低い
3点　オーラルフレイルの危険性あり
4点以上　オーラルフレイルの危険性が高い

（出典:東京大学高齢社会総合研究機構 田中友規、飯島勝矢）

◎嚥下訓練

摂食嚥下機能の維持や低下予防には嚥下訓練がお勧めです。自宅でできる嚥下訓練を紹介します。1日3回（3セット）、時間を決めて行うようにしましょう。食事の前に行うことをおすすめします。

①口の体操（口の周りと舌の筋肉の訓練）

（1）ぱ、た、か、ら、を1音ずつ、はっきりと発音し、5回繰り返します。

（2）パパパパ、タタタタ、カカカカ、ララララと1音を連続4回繰り返すことを5回繰り返します。

②のどの体操［嚥下（喉頭を持ち上げる）の筋肉の訓練　※頸椎が悪い場合や、高血圧の場合は、注意してください］

・嚥下おでこ体操（図表6a）

額（おでこ）に手を当てて、おへそをのぞきこむようにして、押している手をおでこで押し返すように、5秒間押し合いっこをします。1セット10回行いましょう。押し合うときに、喉頭（のど仏）が上がっていることを意識するようにしましょう。

・あご持ち上げ体操（図表6b）

下を向いて力いっぱいあごを引き、下あごに両親指を当てて、あごを上に押し戻すように5秒間力を入れます。1セット10回行いましょう。親指の代わりに、両手のこぶしをあてて行う方法もあります。こちらも、押し合うときに、喉頭（のど仏）が上がっていることを意識するようにしましょう。

図表6　のどの体操

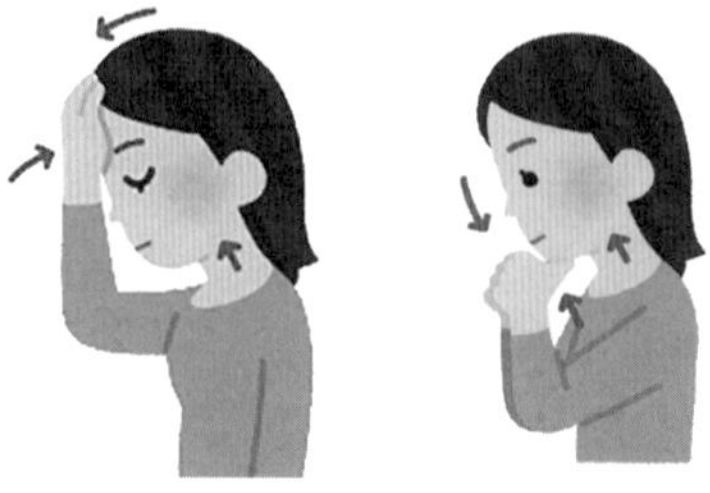

a. 嚥下おでこ体操　b. あご持ち上げ体操

③呼吸訓練（図表7a、b）

誤嚥したときに吐き出すために、呼吸機能を鍛える練習も行いましょう。

（1）ペットボトルに穴をあけてストローをさし、ぶくぶくと吹く練習をしましょう。コップを用いても大丈夫です。

（2）吹き戻しを10秒間吹きましょう。これを1セット10回行いましょう。

④発声訓練

声を出すことは、声門閉鎖の改善や、呼吸訓練になります。カラオケや本の朗読などでもかまいません。なるべく大きな声をだしましょう。

食事の際に工夫できること

加齢による軽度嚥下機能低下の場合、食事内容や環境をみなおすことにより改善できることがあるので、以下の点を注意してみてください。

①環境について

・テレビを観ながらの「ながら食べ」や「早食い」は止めるようにしましょう。

・食事に集中するようにしましょう。

・食事の際は、背もたれのある椅子に深く座りましょう。

②食事内容について

・むせたら、十分に咳をして出しましょう。

・顎をひいて、一口量を少なめに食べましょう。

図表7　呼吸訓練

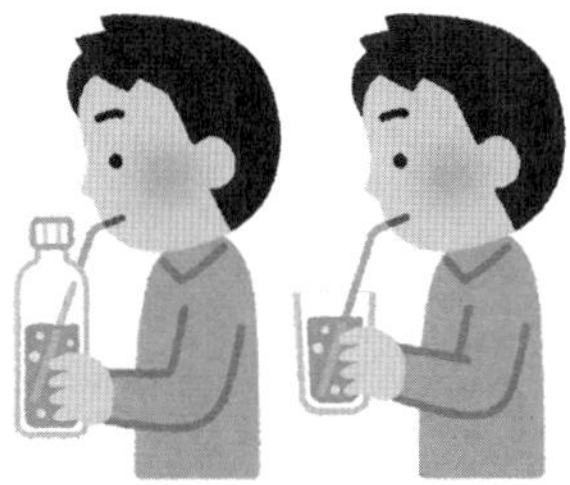

a. 呼吸訓練

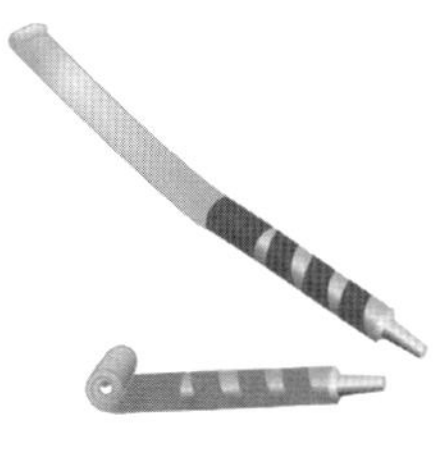

b. 吹き戻し

・水やお茶などの水分にとろみをつけてみましょう。
・温かいものは温かいうちに、冷たいものは冷やして食べましょう。

これらのような注意点がありますが、飲み込みにくさやむせることがあるときは、耳鼻いんこう科を受診して、病気が潜んでいないか、嚥下機能は低下していないか診てもらいましょう。

嚥下リハビリテーションプログラムのご案内

ここまで嚥下障害の原因や、嚥下訓練などについて説明しましたが、実際にはどのようにしてよいか、不安に思う人がいると思います。

名古屋市立大学医学部附属みらい光生病院では、耳鼻いんこう科、歯科口腔外科、リハビリテーション科、言語聴覚士、理学療法士、管理栄養士、歯科衛生士、看護師などの多職種が関わり、嚥下機能の評価、口腔機能評価、口腔ケア、嚥下訓練、栄養指導を総合的に行うことができる「嚥下リハビリテーションプログラム」を実施しています。もし、飲み込みにくさを感じたり、むせることがある場合、受診してみてください。

コラム
Column
4

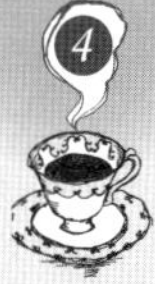

名古屋市立大学のご紹介

名古屋市立大学は1950年に医学部と薬学部の2学部からなる公立大学として設立されました。その後、地域社会の要請に応えて学術的貢献領域を拡充しつつ、経済学部、人文社会学部、芸術工学部、看護学部、総合生命理学部、データサイエンス学部を擁する都市型総合大学として発展を続けています。ここでは本学の最新のトピックスをご紹介します。(令和6年6月時点)

Topics

①新学科・新研究科について

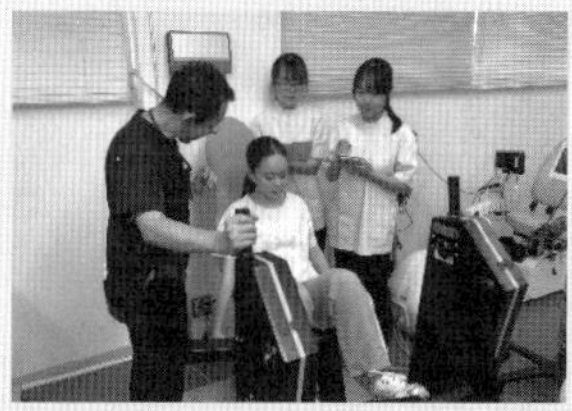

保健医療学科リハビリテーション学専攻(イメージ)

◆2025年4月には医学部に看護学部を統合して、新たに保健医療学科看護学専攻/リハビリテーション学専攻(指定学校申請中)を開設予定です。理学療法学コースと作業療法学コースを設定し、医学部附属病院群を中心とした医療現場での臨床実習や早期からのゼミ形式での研究指導を実施します。

◆同じく2025年4月にはデータサイエンス研究科データサイエンス専攻修士課程を開設予定です。実務的な課題解決へのデータサイエンス活用を体験する演習科目や実務家による特別講義など実践力修得を重視した教育を展開します。

②新たな附属病院

◆2025年4月に新たに名古屋市総合リハビリテーションセンター附属病院が大学病院化する予定です。全国の国公立大学で最大級の病床数2,223床を有する医学部附属病院群として、地域の医療水準向上に貢献していきます。

③キャンパス再編整備

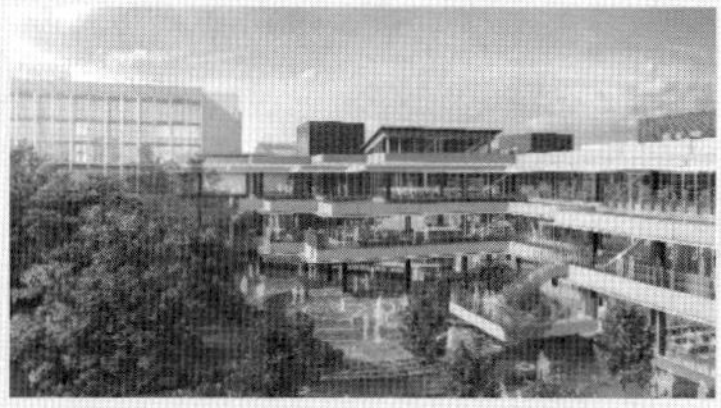

滝子キャンパスの外観(イメージ)

◆2027年度の利用開始を目標に、滝子キャンパスと田辺通キャンパスの再編整備を進めています。キャンパス再編を通して、学生の多様な学習や活動の支援、学問・分野を超えた革新的な研究の推進及び地域連携・交流の促進に資する施設を実現し、大学としての魅力を高めるとともに、人でにぎわう、活気あるキャンパスを目指していきたいと考えています。

2型糖尿病のあなたに伝えたい生活習慣の考え方

医学研究科消化器・代謝内科学　みらい光生病院　特任教授
佐々木　茂和

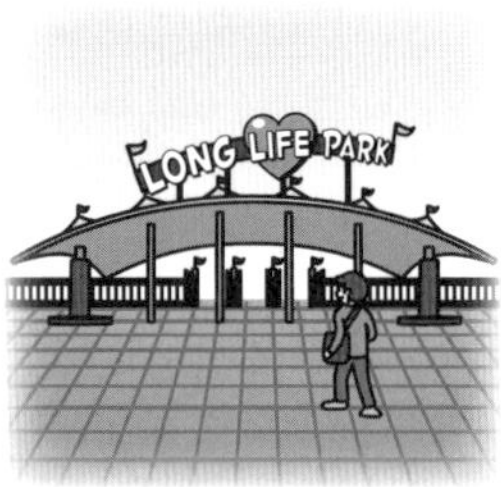

糖尿病は食べ過ぎなければ良いと考える人は多いです。しかしブドウ糖（以下「糖」）はエネルギー源の主体で、単に減らせば良い訳ではありません。糖尿病には1型と2型があります。ここでは日本人の糖尿病の9割を占める2型を念頭に述べます。「アッそうか!」と思っていただけたら幸いです。

血糖とインスリンの働き

食事で血糖値は図表1Ⓐのように上昇します。図が行き来しますが、これは「食べた糖はまず血管内に入る」こと（図表2①）を意味します。一方、全身の細胞の大部分は血管の外にいます（同②）。大切なのは細胞が糖を取込む（同③）にはインスリンというホルモンが絶対に必要という事実です。これは膵臓の特殊な

図表1

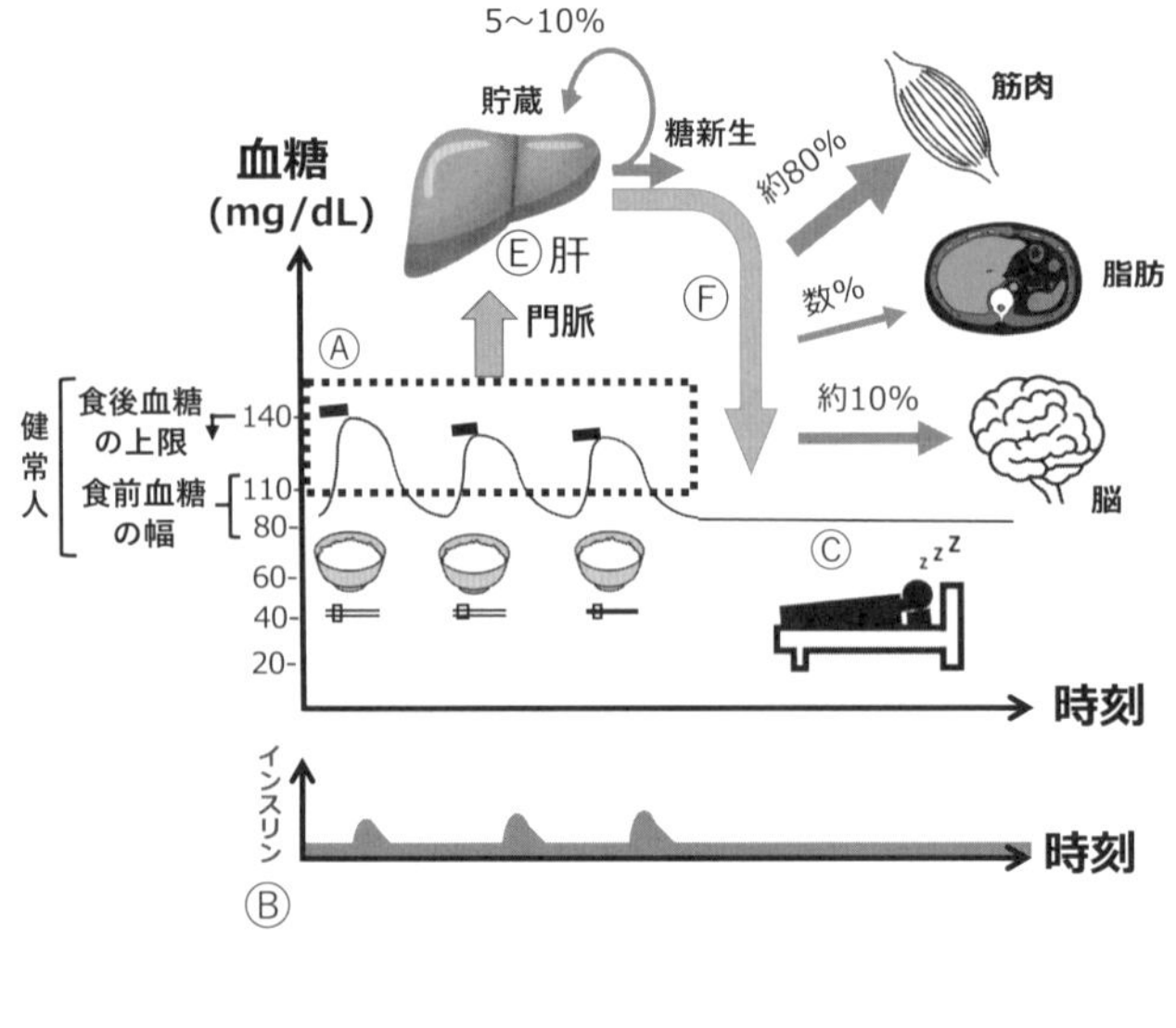

細胞（同④）が作ります。専門的にはβ細胞と言いますが、ここではインスリン細胞としておきます。

インスリン細胞は血管内の糖（同⑤）を感知してインスリンを分泌します。すると全身の細胞は糖を取込み（同③）、血糖は減ります（同⑥）。1日3食なら血糖は3回上昇し（図表1Ⓐ）、インスリンも3回上昇します（同Ⓑ）。もう少し細かくいえば食後の糖はまず肝臓（同Ⓔ）に届いた後、全身に達します。日中に糖を使うのは主に筋肉です。一方、脳にとっても糖は必須です。実は肝臓（同Ⓔ）は糖の一部をつまみ食いして貯え、夜間など食事のない時には逆に糖を血管内に放出し（同Ⓒ）、脳に補給しています。

糖尿病は数値の病気
血糖、HbA1cについて

糖尿病は(i)インスリン細胞（図表2④）の数が減るか、または(ii)肥満で全身の細胞量（同②）が多すぎるなどでインスリンに素直に応じないか（同③）などで起きます。どちらもインスリン作用不足のため糖は細胞に取り込まれず、血管内の糖は下がりません。糖尿病であれば図表3左のように、朝の食事前の血糖が126mg／dL以上、あるいは食後血糖（随時の血糖で代用します）が200mg／dL以上と

図表2

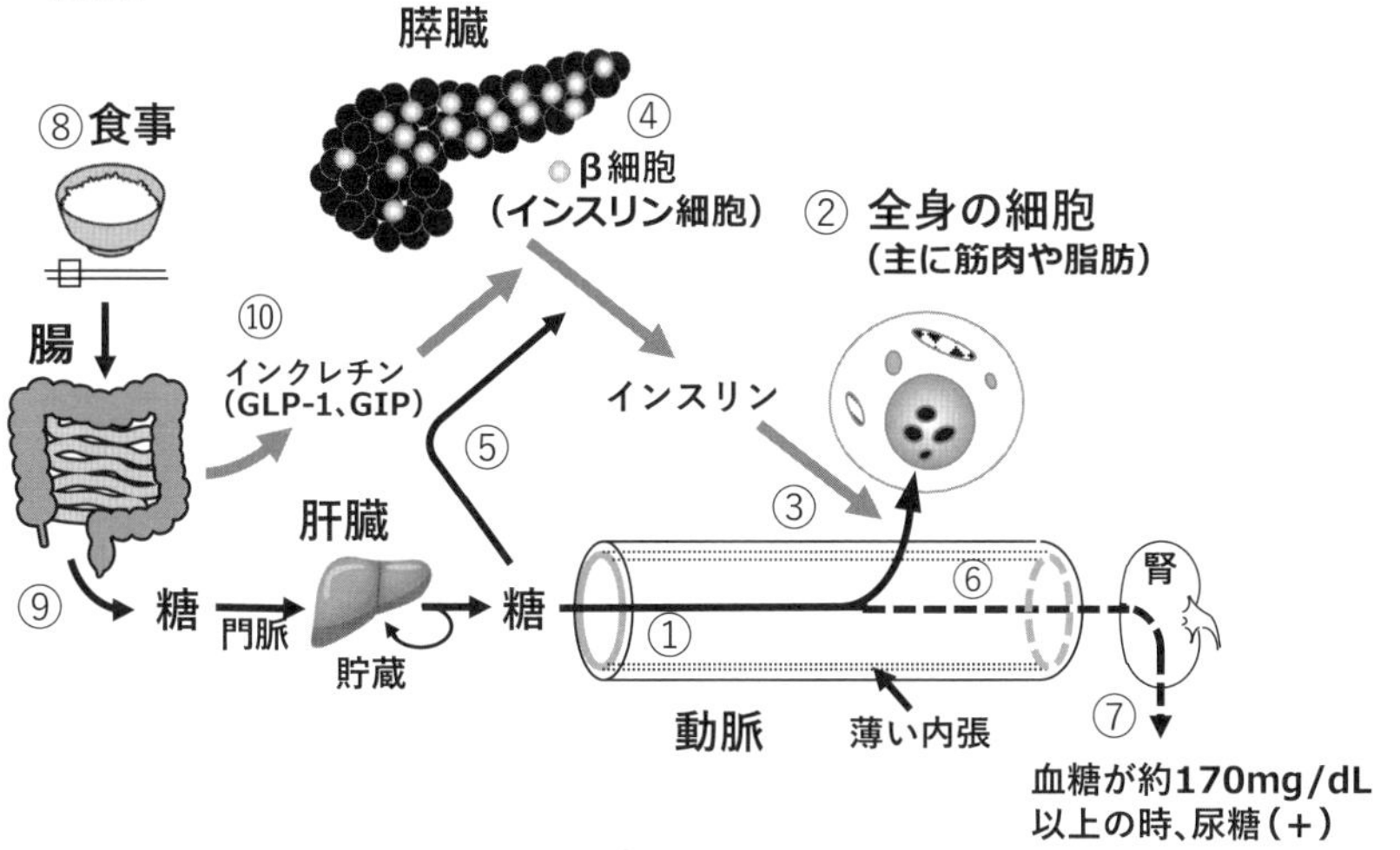

なることが多いです。中学でモル数（mol）を学びました。126mg／dLは7.0mmol／Lに当たります。糖尿病は一種の傾向のようなもので、切りの良い7.0mmol／Lや200mg／dLで「目安」を決めている数値の病気なのです。

刻々と変化する血糖値を大掴みにする指標がHbA1cです（図表3左）。血液の赤みはヘモグロビン（略してHb）という物質ですが、一部に糖が結合しHbA1cになります。これは赤血球の寿命を反映して1～1.5ヶ月の糖の平均を反映します。完璧な一致ではないですが、空腹時や食後（随時）の血糖が上記の基準値なら、HbA1cは約6.5％になります。同日の採血で空腹時と随時の血糖、HbA1cが基準値を越えれば糖尿病と診断されます。尿糖は血糖が約170mg／dL以上で出現します。

何が問題か？

糖尿病であると血糖値は図表3のように幅が大きいです。600mg／dL前後を超えると昏睡の危険もあります。一方、血糖300mg／dL前後、HbA1cが8～10％ほどなら口が乾いて尿が増える程度です。しかし、放置すれば次の(a)や(b)に繋がります。

(a)心臓の筋肉には専用の動脈（冠状動脈）があり、脳にも同様

図表3

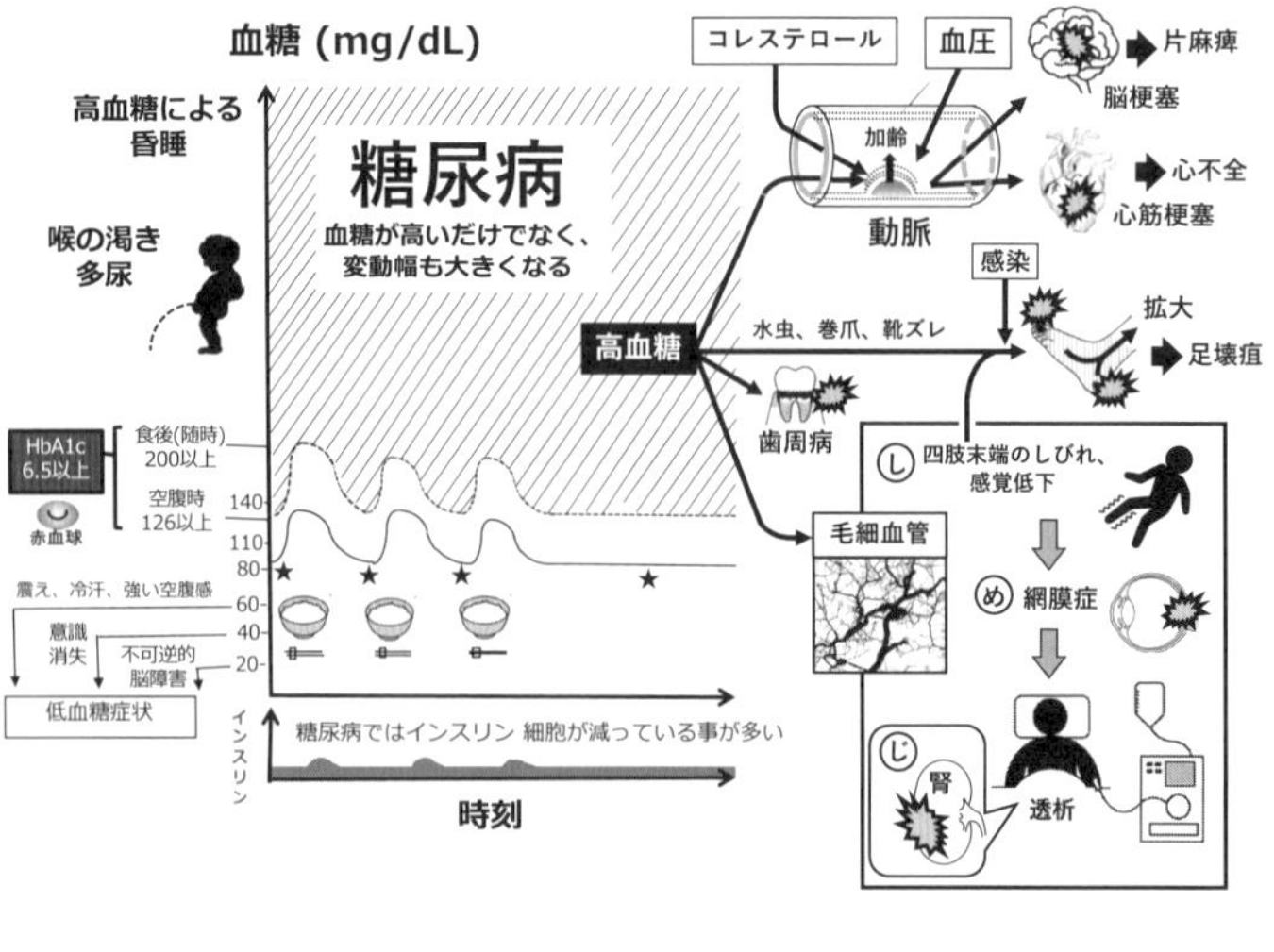

の動脈があります。細めのストローほどで、それ自体は強いのですが、その内張りはペラペラで薄く、高血糖だと傷ついてコレステロールが侵入し狭くなります（図表3右上）。そしてある日突然詰まって心筋梗塞（その前段階は狭心症）や脳梗塞となります。この2つの病気は全死因の25％ほどを占めますが高血糖だと2～3倍に増え、高脂血症や高血圧、喫煙で加速します。

(b)末梢の細い血管（毛細血管など）も高血糖で傷みます。手足の先で詰まると、近くの神経も傷んでしびれが起きます。感覚も鈍り、巻爪、水虫、靴ズレなどによる細菌の侵入に気付かず、広がれば（足壊疽）切断もあり得ます。細い血管は眼の網膜や腎臓にも多く、進行すれば失明や透析になることもあります。しびれ↓眼↓腎の順で進行しやすく、「しめじ」と覚えます。歯周病も進みます。癌も種類によっては5割ほど増えますが、血糖を下げないと手術がやりにくいです。

治療の目標

治療の大きな目標は(a)や(b)などの合併症の防止です。ある血管が詰まれば、原理的に同じ太さの血管も次々と詰まり出します。「後悔先に立たず」です。しかしHbA1cが7.0％未満なら「しめじ」は進行しにくく、まずはこの7.0％未満が目標です。眼科受診や尿蛋白（尿微量アルブミン）測定も望ましいです。合併症の進行は年単位なので、高齢者では8.0％未満を目安にする時もありますが、逆に若い人ほどしっかりしたコントロールが必要です。

こんな話をすると1～2ヶ月後のＨｂＡ１ｃが0.2～0.7％くらい下がる患者さんもいます（図表４上）。褒めてあげたいのですが、例えば「数値が良かったからおいしい物を食べて帰ろう」と思う人もいます。その人の努力の流儀であり、私には笑えません。食事制限それ自体がストレス喰いに繋がることもあり得ます。それでも２型糖尿病ではＨｂＡ１ｃはジワジワと上がります。

そもそも20代頃は高血糖を指摘されなかったはずです。実は（遺伝の影響や個人差もありますが）、２型糖尿病の患者さんの多くでは年齢と共にインスリン細胞は減るようです（図表４下）。白髪や頭髪が薄くなるようなものかもしれません。平均寿命が60歳前後であった昭和初期には問題になり難かったことです。そして今、ＨｂＡ１ｃが6.0～6.4％程度の方（予備軍）もたくさんいます。すでにインスリン細胞は減り始めている可能性があり、健診で警告が出ます。

飲み薬

２型糖尿病では初めはインスリン細胞がある程度は残っていますので、それを刺激する薬（ＤＰＰ４阻害剤、インクレチン製剤、スルフォニルウレア剤）、糖の吸収を減らす薬（αＧＩ）、糖を尿

図表4

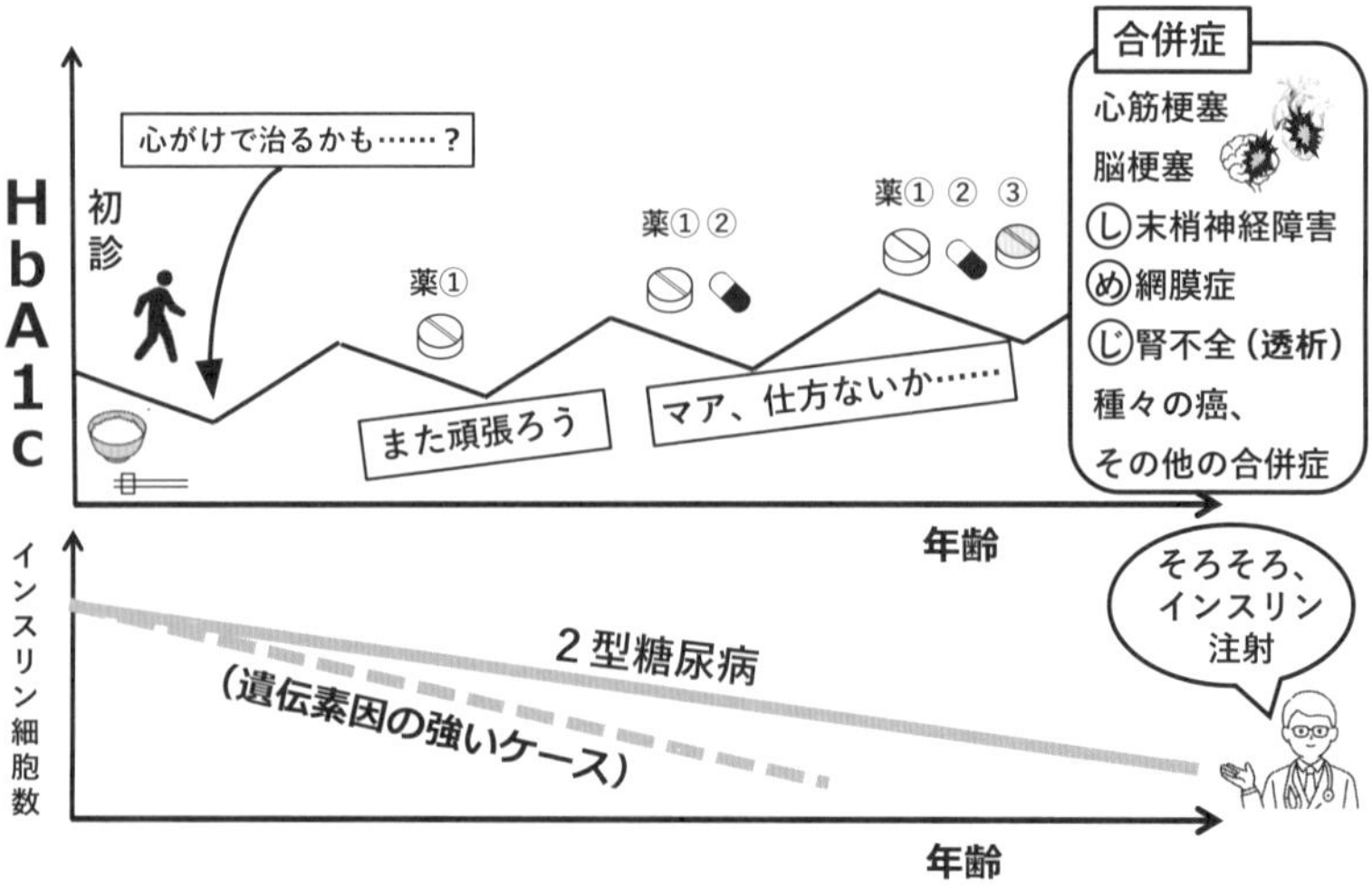

に排出する薬（ＳＧＬＴ２阻害剤）、肝臓での糖産生を抑制する薬（メトフォルミン）、インスリン作用を増強する薬（チアゾリジン）などを使います。ＤＰＰ４阻害剤は過度な血糖低下になりにくく、頻用されます。インクレチン製剤は食欲も抑制します。

ただ残念ながら、インスリン自体は飲み薬にできません。また現時点でインスリン細胞を増やす確実な方法はなく、絶滅すればインスリン注射は必須です。今、上記の飲み薬でコントロールできているならインスリン細胞を長持ちさせること（図表４下）が基本です。今回詳述しませんが１型糖尿病では迅速に、緩徐進行１型糖尿病ではそれよりややゆっくりですがインスリン注射が必要です。

体重とカロリー

肥満はインスリン細胞の負担を増やします。10kgの体重過多なら幼児１人分の余分なインスリンが必要です。飲み薬で治療中の２型糖尿病でもインスリン細胞に余力がないと僅か１kgの体重増加でもＨｂＡ１ｃは増えます。

あるべき体重（標準体重）は「メートルにした身長の２乗に定数22を掛けたもの」で、１７０㎝なら1.7×1.7×22＝約64kgです。これに30（重労働では35）を掛けたものが１日に摂るべきカロリーです。上記では約64×30＝１９２０キロカロリー（Ｋcal）です。

食事

食事は米飯の茶碗半分が80Ｋcalであることを目安にします（図表5）。例えばチョコレートは僅か15ｇで80Ｋcalです。葉もの野菜やトマトは300ｇで80Ｋcalなので、チョコ1個食べれば野菜300ｇのおかずはありません。逆に野菜を食べれば良いですが、日持ちせずトマト以外は調理も必要です。せんべいは甘くなくとも20ｇで80Ｋcalです。袋ごと食べてきませんでしたか？　油揚の20ｇも簡単に食べられそうです。トリのモモ肉は霜ふり牛肉より少ないですが、唐揚げでは話は別です。箱で貰ったみかんや柿はカビが生える前に焦って食べたりします。適量以上の酒類は食も進みがちです。乳製品にもカロリーはあります。欧米よりカルシウムが少ないのは事実で、20歳頃までは骨に有効です。しかし中年以後は骨には届き難く多くは尿に出ます。詳細は糖尿病学会の「糖尿病食事療法のための食品交換表」を参照ください。

食品を買い、調理する人が鍵です。前述のカロリー設定は健康人でも問題なく、家族で取組めます。ところで図表1Ⓐ（■）のように食後30～60分で血糖は上がります。そうなれば脳に

図表5　80Kcalの食品の目安

米飯	55g（茶碗半分） 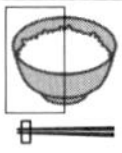
食パン	30g（半切れ）
チョコレート	15g
せんべい	20g
ポテトチップス	15g
葉もの野菜、トマト	300g（ザル半分）
ピーナッツ	15g
トリもも肉	60g
牛肉（霜降り）	30g
油揚	20g
イワシ、サバ、鮭	40g
マグロ	30g
ミルク、ヨーグルト	140mℓ
アイスクリーム	40g
タマゴ	50g
豆腐	100～140g
みかん	300g（皮含んで3個）
バナナ	100g
柿	150g
ビール	200mℓ
日本酒	75mℓ（0.42合）
バター、植物油	10g
マヨネーズ	15g

指令が入って食欲は減りますが、早食いだとその前に胃袋を満杯にしがちです。1日の食事回数を減らすと逆に1回分のカロリーは増え、インスリン細胞には望ましくないです。

運動

運動も大切ですが、ラジオ体操27分でせんべい20gがやっと消費できます（図表6）。ウォーキングは血糖の上がる食後30～60分（図表1Ⓐの■）が良いですが、食後に一服したい時は中々辛いです。体を動かす職種は有利ですが、退職すれば運動量は減り、健診もないままのことも多いです。仕事によっては食事時刻が一定せず外食も増えがちです。また夜勤が多い生活は食事カロリーの配分、服薬やインスリン注射の時刻も分かり難くなります。もちろん合併症が進めば運動もしにくいです。

標準体重かそれ以下の場合、食事制限は軽めで良いですが、筋肉量の維持は有益です。ただ、そんな人でHbA1cが高いならインスリン細胞が減っている可能性があり、採血（C―ペプチド）で推定します。

インスリン注射

インスリン注射には大まかに生体が作るインスリンに似た速効型と、それを長く効くように改変した持効型があります。針は改良されて大変細いです。インス

図表6　80Kcal(図表5の熱量)を消費するのに必要な運動量の目安

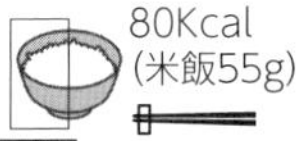

種目	必要な時間
ウォーキング	22分
ラジオ体操	27分
ランニング	12分
階段	15分
掃除	14分
ダンス	14分
バレーボール	10分
水泳	8分

リン細胞が絶滅すれば図表1Ⓑを真似て1日に速効型3回と持効型1回の注射が必要です。外出時の注射は負担かもしれません。

2型糖尿病でもインスリン細胞が絶滅するまで多くの飲み薬で徹底的に粘ると（図表4）、いきなり1日に4回打ちという事もあります。逆に早めに持効型を1日1回だけ注射して、インスリン細胞の負担を遅らす方法もあります。一方、インスリンを打てば過食しても良いわけでもありません。過剰のカロリーを必要以上のインスリンで抑えると細胞は徐々に大きくなって（図表2②、③）、インスリンの注射量はその分増えます。

インスリン治療と付き合う

インスリン注射の量は1～2ヶ月ごとの外来受診で調節します。しかし日々の変化に応じた微妙な設定は難しく、血糖の変動が大きい人がＨｂＡ１ｃを下げようとすると食前の血糖（図表3の★）が下がりがちです。

前述のように血糖は脳に必須で60㎎／dL以下では手の震え、冷や汗、強い空腹感が出たりします（図表3）。ブドウ糖を10ｇ摂取すると血糖は30㎎／dLほど上がりますが、40㎎／dL以下だと意識消失してブドウ糖補充もできません。従って血糖を自分で測ることも必要です（その針も大変細いです）。近年は2週間ほど連続した血糖を追跡できる装置もあり、食事の時刻が色々でも機器の操作が苦でない人には向くかもしれません。

インスリン細胞が減るほど（図表4下）、最終的な血糖値は注射のインスリン量と食事量で決まります。規則正しい生活習慣で血糖の変動を大きくしないのがコツです。発熱や嘔吐で食事が摂れない時（シックデイ）の対応については医師や看護師と事前によく相談しておいて下さい。

おわりに

私は「糖尿病の治療は長生きワールドへの入場料」と言っています。今後の人生が魅力あるものであることこそ、治療の原動力なのかもしれません。

コラム
Column
5

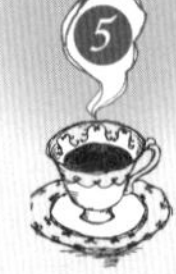

心身ともに健康 アンチエイジング

医学研究科加齢・環境皮膚科学
みらい光生病院　助教
髙木 佐千代

人生１００年時代の超高齢社会に差し掛かり、健康寿命やWell-beingの重要性が叫ばれています。健康寿命とは、介護を受けず自立して生活できるまでの年齢です。さらにWell-beingは、『身体的、精神的、社会的に良好で幸せであること』です。

Well-beingが高いと、加齢関連疾患のリスクが減り、身体機能の低下が遅くなることが知られています。世界の５大長寿地域（沖縄、イタリア・サルデーニャ島、ギリシャ・イカリア島、アメリカ・ロマリンダ、コスタリカ・ニコジャ半島）はブルーゾーンと言われています。ブルーゾーンの調査で、**図１**の共通点があることが分かっています。ブルーゾーンはWell-beingが高い地域でもあるのです。１度きりの人生です。健康で若々しく、社会の中で生きがいを持って過ごしたいものです。

先日、ずっと60代と思っていた方が、80代だと気づいてびっくりしました。お元気ではつらつとしています。見た目と実年齢には差があります。生物学的年齢と暦年齢は違います。ダニーデンの老化研究（Nat Aging. 2021 Mar;1 (3):295-308.）より、個々人で老化時計(Aging Clock)に差があることが示されました。暦年齢が同じでも老化速度に違いがあり、見た目に差が出ます。見た目が老けていると、脳血管障害などの

図1 ダン・ビュイトナー著：ブルーゾーン 世界の100歳人に学ぶ健康と長寿のルール より

① 適度な運動
② 腹八分目
③ 植物性食品を食べる
④ 適度な赤ワイン
⑤ はっきりとした目的意識
⑥ 人生スローダウン
⑦ 信仰心をもつ
⑧ 家族を最優先する
⑨ 人とつながる

疾病リスクが高いことも分かっています。

生物学的年齢は、遺伝子の他に精神や生活習慣（食事、運動、睡眠など）、外部環境が関与します。自身をいたわり、生活習慣に気を配り、環境を整えることで、若々しく生きていくことができるのです。社会で自分を生かすことにもつながります。

私の患者さんはご年配の方も多いのですが、皆さん素直で前向きです。運動、食事、睡眠と規則正しい生活に気を配り、周りとの関わりを大切にし、趣味や仕事を持たれています。ブルーゾーンと同様にWell-beingが高いのです。さらに、スキンケアに対する意識が高いです。スキンケアの意識は健康への意識でもあります。小さな心がけの積み重ねが〝チリツモ（チリもツモれば山となる）〟となって若々しさと健康を作るのです。年齢を重ねると顕著に違いが出ます。

シミなど美容治療で受診される方も多いです。スキンタイプや皮膚の乾燥や厚み、光老化の程度を見極め、生活歴をお伺いし、治療を提案します。最近は日光角化症（前がん病変）や皮膚がんが増えています。受診された方で初期の皮膚がんが見つかるケースもあり、毎回緊張感をもって診察します。ダーマスコピーで確認し、必要時は皮膚生検を行います。

生活指導や外用指導も行います。美容治療は、〝チリツモ〟です。日常の小さな積み重ねが結果を生みます。レーザー治療は、スキンケアや紫外線対策など基本が整ってないと悪化することがあるため、毎日のケアはとても大切です。また、どの治療も継続は力なりです。半年から1年程で変化が見えることが多いですが、その後も自身のペースで、3年後、5年後、10年後、若々しく元気でいるためにスキンケアを続けてください。

皮膚をきっかけに、より健康的になる方がおられます。皮膚の治療をすると、健康に対する意識も変わるようです。すらっとスタイルもよくなる方や元気で活動的になる方もおられます。皮膚は、自己のイメージと深くかかわり人生に影響します。みなさん、自分の生活を見つめなおし、スキンケアを始めましょう。私たちの人生は、〝チリツモ〟から成り立っているのです。

あとがき　生涯現役へのヒントを

名古屋市立大学医学部附属みらい光生病院　病院長　妹尾　恭司

今回の特集を担当しました2病院の理念として、**みどり市民病院は、「地域の健康未来を創造する大学病院」みらい光生病院は、「健康寿命日本一の名古屋を目指す医療の提供」**をそれぞれ掲げて、健康長寿に向けての医療・研究・教育に邁進しております。

医学の進歩によりこれまでわかっていなかった体・病気のことがどんどん解明されてきています。慢性炎症と老化現象の関係性について解説いただいた東京大学医科学研究所所長の中西真先生と、私と、「はじめに」の執筆担当のみどり市民病院浅野實樹病院長とは、名古屋市立大学医学部で学生時代を共にした同期であります。そんなご縁もあり、中西先生におかれましては、研究所の運営・研究の継続・メディアへの出演と大変お忙しい中、快く今回の執筆を引き受けてくださいました。今後、老化対策についてのさらなる新知見が期待されます。それぞれの執筆者もその専門性に基づいた健康長寿に関する最新の情報を提供してくれています。新しい発見を日常の生活行動や医療現場に取り入れていくことで健康寿命は確実に延びてきています。

自分のやりたい仕事や趣味を長く続けていきたい、まわりに迷惑をかけずに身の回りのことは自分でできる体でありたいと、「生きがいを持った生涯現役」を誰もが願うところだと思います。年齢と共に、体のどこかしこに気になる部分が出てくることもあるかと思います。また、現在世の中には医学情報があふれています。そんな中、今回この本を手にとっていただき感謝申し上げます。

目次をご覧になりご自身が気になっていた体のことについて書かれたパートに目を通して、良い方向にむけての参考になる解決策がみつかりましたでしょうか。また、全体をお読みいただいて「なるほど、そうだったのか」という前向きな発見がありましたでしょうか。読者の皆様にとって個人個人に合った元気で長生きするためのヒントを見つけ出すお手伝いが、本書を通じて少しでもできましたら大変うれしく思います。

２０２４年７月

執筆者プロフィール(2024年6月時点)

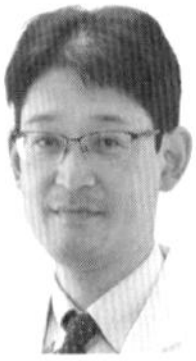

内藤 格　ないとう いたる　●医学研究科消化器・代謝内科学　みどり市民病院　教授

97年名古屋市立大医学部卒業。01年岐阜県立多治見病院、15年名古屋市立大医学部講師を経て、23年よりみどり市民病院消化器内科教授。専門は、消化器内科、胆膵内視鏡による診断と治療。日本消化器病学会評議員、日本消化器内視鏡学会評議員、日本胆道学会評議員、厚労省科研費難治性疾患政策研究事業研究協力者、日本膵臓学会自己免疫性膵炎分科会委員。

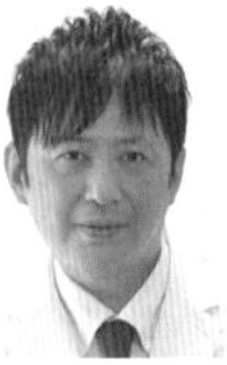

大久保 仁嗣　おおくぼ ひろつぐ　●医学研究科呼吸器・免疫アレルギー内科学　みどり市民病院　准教授

99年東京医科大医学部医学科卒業。18年名古屋市立大呼吸器・免疫アレルギー内科学講師を経て、23年より名古屋市立大医学部附属みどり市民病院呼吸器・アレルギー内科准教授。専門は、間質性肺炎。Award of Outstanding Reviewers for Internal Medicine、岡本敏記念肺線維症研究賞受賞。

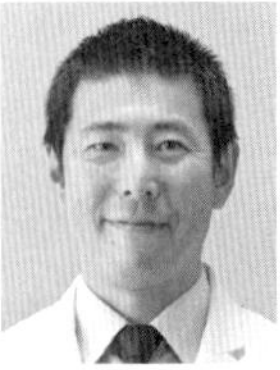

小林 真　こばやし まこと　●医学研究科整形外科学　みどり市民病院　准教授

18年名古屋市立大大学院医学研究科博士課程修了。ピッツバーグ大学、公立陶生病院、18年名古屋市立大整形外科助教を経て、23年よりみどり市民病院整形外科・リハビリテーション科准教授。専門は、整形外科(膝関節、膝周囲骨切り、スポーツ)。ヨーロッパスポーツ外傷・膝関節・関節鏡外科学会ベストポスター賞を受賞。

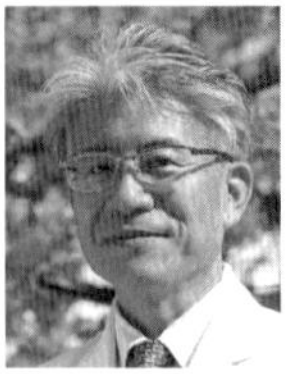

河合 憲康　かわい のりやす　●医学研究科腎・泌尿器科学　みどり市民病院　教授

91年名古屋市立大医学部卒業。17年より名古屋市立大医学部准教授を経て、23年より名古屋市立大医学部附属みどり市民病院泌尿器科教授。専門は、泌尿器系腫瘍学、ハイパーサーミア(温熱治療)、排尿。日本ハイパーサーミア学会理事、中部ハイパーサーミア研究会会長

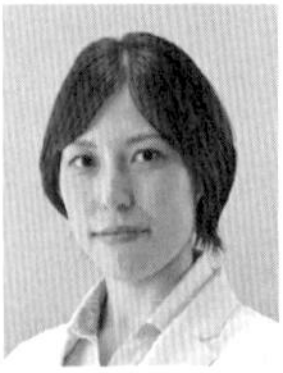

稲垣 美保　いながき みほ　●医学研究科視覚科学　みどり市民病院　助教

16年名古屋市立大医学部卒業。18年名古屋市立大学病院アイセンター、19年宏潤会大同病院を経て、23年よりみどり市民病院眼科部長代理。専門は、眼科一般、白内障、網膜硝子体。

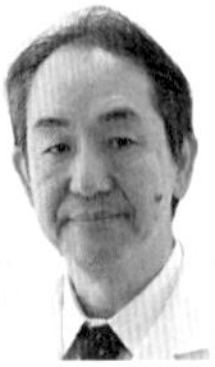

長谷川 千尋　はせがわ ちひろ　●医学研究科臨床感染制御学　みどり市民病院　教授

90年名古屋市立大医学部卒業。09年消化器科副部長として東市民病院(現・名古屋市立大医学部附属東部医療センター)に赴任、23年よりみどり市民病院感染症・総合内科教授。専門は、輸入感染症、寄生虫症。瑞友会賞を受賞。

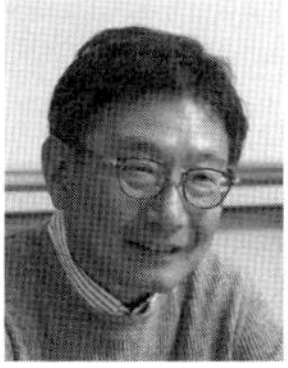

中西 真 なかにし まこと ●東京大学医科学研究所　所長

89年名古屋市立大大学院修了。00年名古屋市立大大学院医学研究科教授を経て、16年より東京大医科学研究所教授、23年同所長。専門は分子腫瘍学。00年日本生化学会奨励賞、23年文部科学大臣表彰。23年内閣府健康・医療戦略参与

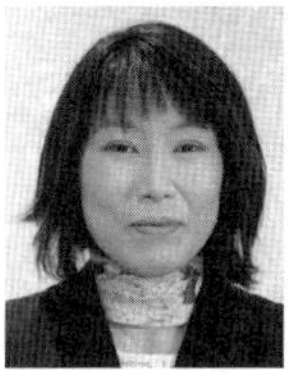

植木 美乃 うえき よしの ●医学研究科リハビリテーション医学　みらい光生病院　教授

06年京都大大学院医学研究科博士課程修了。06年米国国立衛生研究所（NIH）、10年名古屋市立大医学部助教を経て、20年より同大医学部教授。専門は、電気生理学、脳機能イメージング、ニューロリハビリテーション。

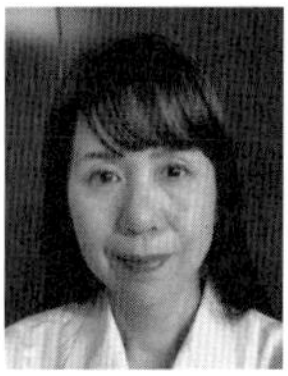

山下 純世 やました すみよ ●医学研究科循環器内科学　みらい光生病院　教授

04年名古屋市立大大学院医学研究科博士課程修了。15年名古屋市立大医学部講師、21年名古屋市立大医学部附属東部医療センター准教授を経て、23年より名古屋市立大医学部附属みらい光生病院教授。専門は、循環器内科学、高血圧。

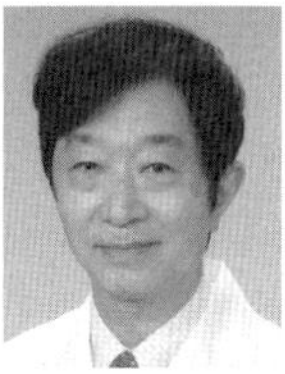

岩瀬 環 いわせ たまき ●医学研究科神経内科学　みらい光生病院　教授

88年名古屋市立大医学部卒業。01年名古屋市立大大学院医学研究科博士号取得。01年米国シカゴ大神経内科、04年名古屋市厚生院を経て、23年よりみらい光生病院脳神経内科教授。専門は、高齢者の脳神経内科疾患。Society for Neuroscience 39th annual meeting (Neuroscience 2009) Hot Topicを受賞。著作に『神経内科学概論』など。

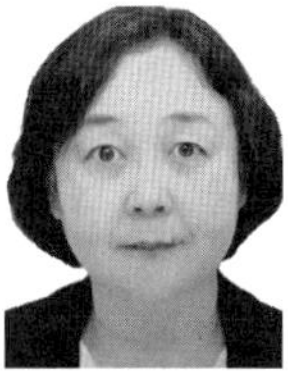

高橋 真理子 たかはし まりこ ●医学研究科耳鼻咽喉・頭頸部外科学　みらい光生病院　教授

92年東邦大医学部卒業。18年名古屋市立大医学部講師、19年愛知学院大歯学部准教授を経て、23年よりみらい光生病院耳鼻いんこう科教授。専門は、耳鼻咽喉科頭頸部外科学、耳科学、聴覚。名古屋桜仁会医学研究奨励賞受賞。

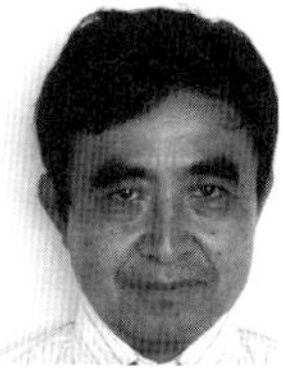

佐々木 茂和 ささき しげかず ●医学研究科消化器・代謝内科学　みらい光生病院　特任教授

87年京都大大学院医学研究科博士課程修了。95年米国国立衛生研究所(NIH)、98年浜松医科大第二内科助手・講師を経て、23年よりみらい光生病院内分泌・糖尿病内科特任教授。専門は、内分泌学・甲状腺学。23年まで浜松医科大内分泌・代謝科長。

名古屋市立大学医学部附属 みどり市民病院

公式HP ▶

1945年に旧愛知郡鳴海町国民健康保険組合診療所として開設し、1949年からは鳴海町民病院（20床）として地域の医療を支えてまいりました。1963年には、鳴海町の名古屋市編入合併により、名古屋市立緑市民病院（70床）となりました。その後300床へ増床改築を行い、人口増加が続く緑区及び名古屋市東南部地域の中核的病院として役割を果たしてまいりました。2009年に策定された名古屋市立病院改革プランに沿い2012年より11年間にわたり指定管理者制度による運営がなされましたが、より安全かつ高度な医療を提供すべく2023年4月より名古屋市立大学医学部附属みどり市民病院として新生スタートいたしました。救急医療の初期対応をはじめ多様な疾患への治療を実施し、急性期から回復期までの医療をワンストップで提供することで地域包括ケアシステムの深化に貢献してまいります。

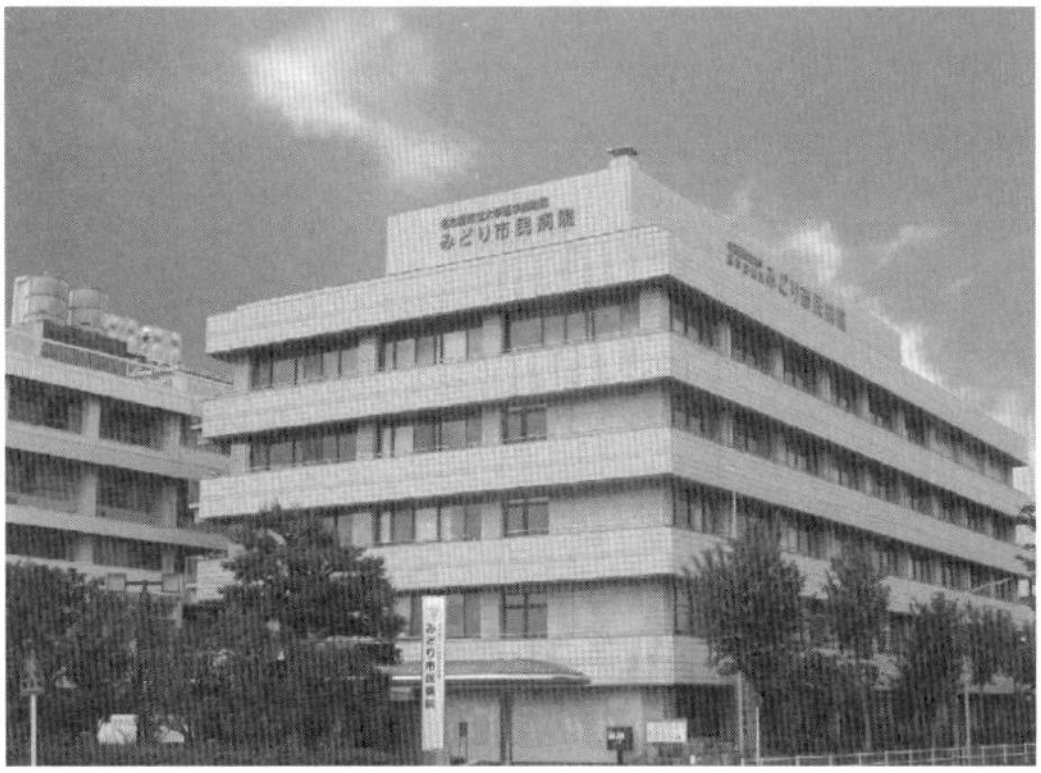

■所在地…〒458-0037 名古屋市緑区潮見が丘一丁目77番地
■電話番号…052-892-1331　■外来受付時間…月曜～金曜　8:45～11:30
■許可病床数…205床

●診療科一覧

- ▶内科
- ▶消化器内科
- ▶呼吸器・アレルギー疾患内科
- ▶リウマチ科
- ▶循環器内科
- ▶内分泌・糖尿病内科
- ▶血液・腫瘍内科
- ▶脳神経内科
- ▶腎臓内科
- ▶外科
- ▶消化器外科
- ▶呼吸器外科
- ▶心臓血管外科
- ▶小児外科
- ▶乳腺外科
- ▶形成外科
- ▶整形外科
- ▶産婦人科
- ▶小児科
- ▶眼科
- ▶耳鼻いんこう科
- ▶皮膚科
- ▶泌尿器科
- ▶精神科
- ▶放射線科
- ▶麻酔科
- ▶脳神経外科
- ▶救急科
- ▶リハビリテーション科
- ▶病理診断科
- ▶臨床検査科

名古屋市立大学医学部附属
みらい光生病院

公式HP▶

1951年、医療法に基づく病院及び生活保護法に基づく医療保護施設として開設。1982年に現在地に移転改築し、名古屋市厚生院附属病院と改称しました。2000年4月には、介護保険法の施行に伴い、病院の一部を指定介護療養型医療施設に転換しました。

2023年4月より名古屋市立大学医学部の附属病院となり、名古屋市立大学医学部附属みらい光生病院と改称するとともに、一部の病棟を回復期リハビリテーション病棟に転棟。認知症やフレイルへの対応のほか、先駆的な技術を駆使しながら、患者さんのニーズに合わせたリハビリテーションを実施し、入院時から在宅生活を視野に入れた治療の提供と退院支援等、質の高い医療を提供しております。また、大学病院化を機に、専門外来を新たに開始し、様々な疾患に対して、関連する診療科が連携して横断的に診療を行う体制を設けております。

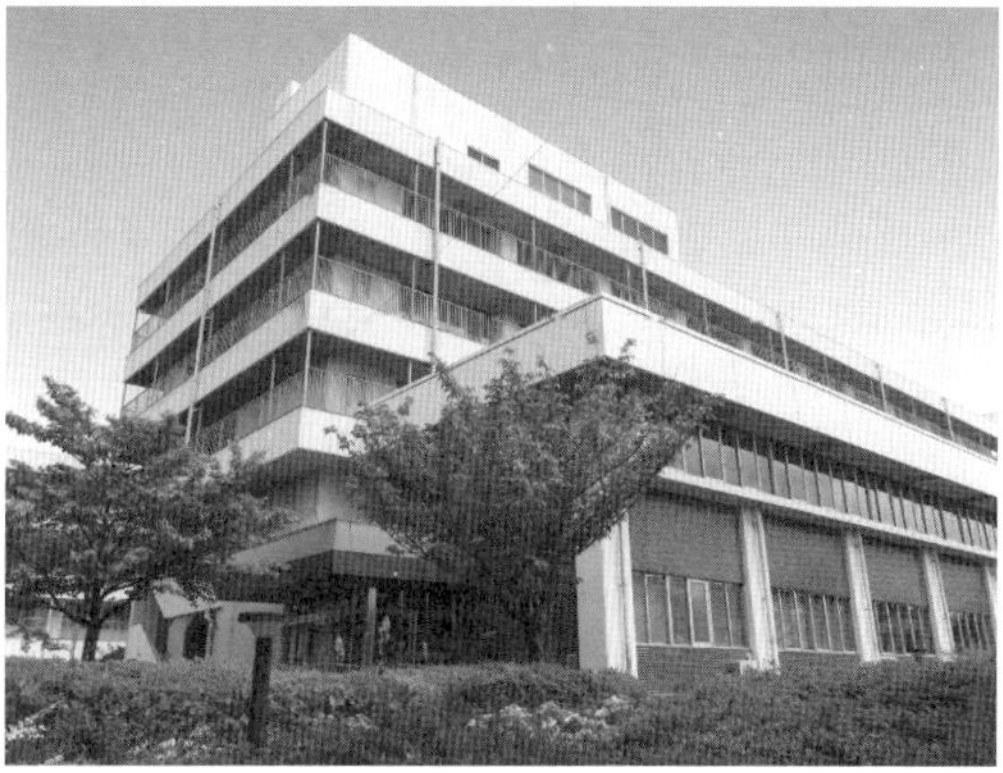

■所在地…〒465-8650 名古屋市名東区勢子坊二丁目1501番地
■電話番号…052-704-2345
■許可病床数…140床

●診療科一覧

- ▶脳神経内科
- ▶消化器内科
- ▶呼吸器内科
- ▶循環器内科
- ▶内分泌・糖尿病内科
- ▶血液内科
- ▶腎臓内科
- ▶整形外科
- ▶耳鼻いんこう科
- ▶眼科
- ▶皮膚科
- ▶泌尿器科
- ▶婦人科
- ▶放射線科
- ▶精神科
- ▶リハビリテーション科
- ▶歯科口腔外科
- ▶病理診断科

名市大ブックス⑰
予防医療が紡ぐ幸せな健康未来
～みどり市民病院・みらい光生病院の挑戦

2024年7月31日　初版第1刷　発行
編　著　名古屋市立大学
発行者　古田真一
発行所　中日新聞社
〒460-8511 名古屋市中区三の丸一丁目6番1号
電話 052-201-8811（大代表）
052-221-1714（出版部直通）
郵便振替 00890-0-10
ホームページ https://www.chunichi.co.jp/corporate/nbook/
印　刷　長苗印刷株式会社
デザイン　全並大輝
イラスト　mikiko

ISBN978-4-8062-0817-4 C0047

名市大ブックスに関するご意見・ご感想を
下記メールアドレスにお寄せください。
ncu_books@sec.nagoya-cu.ac.jp
（名古屋市立大学 総務部広報室あて）

名古屋市立大学HP
名市大ブックスページ
▼